Fracasos en cirugía de rodilla.
Cómo lo soluciono

Joan C. Monllau

Donald C. Fithian

Vicente Sanchis-Alfonso

Joao Espregueira-Mendes

Alejandro Espejo Baena

Jose A. Hernández-Hermoso

François Kelberine

Francisco Maculé

Antonio Maestro

Joan C. Monllau

Juan Erquicia

Alcindo Silva

Juan R. Valentí

Jordi Montfort Faure

Fracasos en la cirugía de rodilla. Cómo lo soluciono
Coordinador: Joan C. Monllau
1.ª edición 2016

© de esta edición, incluido el diseño de la cubierta, ICG Marge, SL

Edita: Marge Books
Avda. Alcalde Moix, 28 - 08207 Sabadell (Barcelona)
Tel. 931 429 486 - marge@margebooks.com
www.margebooks.com

Director editorial: Hèctor Soler
Gestión editorial: Angélica Aldazabal
Edición: David Soler, Alba Megías
Compaginación: Mercedes Lara
Impresión: Servicecom (Alcalá de Henares, Madrid)

ISBN: 978-84-16171-11-8
Depósito Legal: B 6793-2016

Índice

Utilidad de los aloinjertos osteocondrales masivos en fresco en la cirugía de revisión de la articulación femoropatelar

V. Sanchis-Alfonso

Servicio de Traumatología y Cirugía Ortopédica, Hospital Arnau de Vilanova, Valencia, España

V. Mirabet Lis

Banco de Células y Tejidos, Centro de Transfusión de Valencia, Valencia, España

D.C. Fithian

Departamento de Cirugía Ortopédica, Kaiser Permanente, San Diego, California, Estados Unidos

Dirección para correspondencia
Dr. Vicente Sanchis-Alfonso
vicente.sanchis.alfonso@gmail.com

Introducción

El tratamiento de las condropatías femoropatelares graves sintomáticas de gran tamaño, en pacientes jóvenes activos, representa un auténtico desafío para el cirujano ortopédico. En una revisión sistemática (nivel IV de evidencia científica) realizada por Noyes y Barber-Westin,[1] publicada en *Arthroscopy* en 2013, que intenta analizar la opción quirúrgica ideal para este tipo de lesiones (≥ 4 cm^2) en pacientes menores de 50 años, los autores se ven incapaces de determinar el procedimiento quirúrgico ideal. En esta publicación se analizan el trasplante de condrocitos autólogos, la prótesis femoropatelar y los aloinjertos osteocondrales en fresco.

En el paciente joven y activo somos reacios a utilizar prótesis femoropatelares por temor al desgaste y al aflojamiento. En estos pacientes, una alternativa sería la utilización de aloinjertos osteocondrales masivos en fresco. El objetivo de esta técnica es proporcionar un cartílago hialino articular viable sin las limitaciones de tamaño que nos impone el uso de los autoinjertos, y con la realización de un solo procedimiento quirúrgico, a diferencia de otras técnicas como el trasplante de condrocitos autólogos, que requiere dos intervenciones. El objetivo final es aliviar el dolor, mejorar la función y retrasar el momento de la cirugía protésica.

Los aloinjertos osteocondrales en fresco, cuyo uso clínico empezó en la década de 1970,[2] nos permiten emular la arquitectura normal de la articulación femoropatelar, proporcionando además un cartílago hialino viable junto con un hueso subcondral que actuará como andamiaje. El objetivo es trasplantar una «cáscara» de cartílago y hueso subcondral. El trasplante puede ser monopolar (trasplante de una sola superficie articular –rótula–) o bipolar (trasplante de ambas superficies articulares –tróclea femoral y rótula–).

Sin embargo, el uso de aloinjertos osteocondrales en fresco plantea problemas desde el punto de vista tanto logístico como médico. Uno de los mayores quebraderos de cabeza que nos produce esta técnica quirúrgica, por lo menos en nuestro medio, es la obtención del injerto adecuado en cuanto a morfología y calidad del cartílago, y la programación de la cirugía, que realizamos antes de 5 días desde la toma del injerto del donante para maximizar la viabilidad del cartílago hialino. A esto hay que añadir nuestra preocupación por la viabilidad celular del cartílago (sobre todo a largo plazo), la inmunogenicidad del injerto y la posibilidad de transmitir enfermedades infecciosas.

La viabilidad de los condrocitos es clave para el éxito del trasplante. La presencia de condrocitos viables es esencial, puesto que son fundamentales para el mantenimiento de la matriz extracelular y para prevenir la degeneración del injerto con el paso del tiempo. De hecho, existe una correlación directa entre la viabilidad de los condrocitos y el éxito del trasplante osteocondral.[3] Se ha demostrado que los injertos osteocondrales avasculares en fresco obtenidos dentro de las primeras 24 horas desde la muerte y preservados a 4 °C muestran una viabilidad del 100 % de las células condrales a los 4 días de su extracción.[4-6] Pero igual de importante que la viabilidad del tejido condral en el momento de realizar el implante es el mantenimiento de la viabilidad celular a largo plazo. En este sentido, varios estudios han demostrado la viabilidad a largo plazo, incluso hasta 29 años después del trasplante, de los condrocitos de los aloinjertos osteocondrales en fresco.[7-12]

Clásicamente se ha dicho, basándose en estudios experimentales, que un aloinjerto osteocondral en fresco no induce una respuesta inmunitaria de rechazo.[13] En teoría, la matriz que rodea a los condrocitos los aísla de las células inmunitarias del huésped, lo cual evitaría la reacción inmunitaria de rechazo.[13] Además, estudios histológicos realizados en aloinjertos osteocondrales en fresco que han fracasado no demuestran evidencia histológica de rechazo.[14] De hecho, en nuestra práctica clínica diaria no administramos ningún medicamento inmunosupresor después de la cirugía y no hacemos ningún estudio previo para determinar antígenos de histocompatibilidad, ni grupo sanguíneo en el donante y el receptor. Podemos concluir que el cartílago hialino es un tejido relativamente inmunoprivilegiado. Si a esto le añadimos el hecho de que es una estructura avascular, es decir, que no requiere aporte sanguíneo para su nutrición, y aneural, pues no precisa inervación para su función, se entiende que el cartílago hialino articular sea una estructura muy atractiva para su trasplante.

No obstante, actualmente ya no podemos ser tan taxativos a la hora de hablar de ausencia de respuesta inmunitaria de rechazo. La respuesta inmunitaria del huésped ante un injerto osteocondral en fresco está provocada por los antígenos de clase I y II del complejo principal de histocompatibilidad, que están presentes en la superficie de los condrocitos y los osteocitos. La respuesta inmunitaria frente al cartílago está limitada a la matriz que rodea a los condrocitos y que los protege de ella. Algunos autores[15] han detectado anticuerpos contra proteínas específicas del cartílago en pacientes que han recibido un aloinjerto osteocondral en fresco. Este hallazgo apoya el concepto de respuesta inmunitaria frente al componente cartilaginoso de los aloinjertos osteocondrales en fresco, aunque parece ser que sin repercusión clínica, o por lo menos no se conoce en estos momentos. Con referencia al componente óseo del injerto, debemos destacar que aunque los osteocitos no sobreviven, al no ser un injerto vascularizado, el tejido óseo está intacto desde el punto de vista estructural, y es resistente desde el punto de vista mecánico. El componente óseo del injerto osteocondral actúa como soporte del cartílago hialino y como nexo de unión con el hueso del huésped. En un futuro, el componente óseo del aloinjerto será reemplazado por hueso del huésped por un fenómeno de *creeping substitution*.[7] Por eso es beneficioso minimizar la cantidad de hueso trasplantado. Así se disminuye el tiempo requerido para reemplazar el tejido óseo del donante por tejido óseo del huésped, y con ello conseguir una incorporación completa del injerto óseo. Sin embargo, el componente óseo del injerto expresa antígenos de superficie celular del complejo principal de histocompatibilidad que están en contacto con las células inmunógenas del huésped durante la invasión vascular y la incorporación del injerto. Para disminuir el riesgo de respuesta inmunitaria utilizamos sistemas de irrigación a presión para eliminar la sangre y las células del tejido esponjoso, e intentamos que el espesor del injerto sea el mínimo posible. Sirlin *et al.*[16] encuentran que 11 de 25 pacientes a quienes se realizó un aloinjerto osteocondral en fresco desarrollaron anticuerpos anti-HLA. En estos pacientes, en la resonancia magnética se observaron como hallazgos significativos, en comparación con pacientes que no desarrollaron anticuerpos, un mayor edema del tejido esponjoso, una interfase receptor-injerto más ancha y una mayor proporción de superficie articular colapsada.

Finalmente, cirujano y paciente deben ser conscientes de la posibilidad real de transmisión de enfermedades infecciosas graves. El objetivo principal de un banco de tejidos es proporcionar productos seguros, desde el punto de vista biológico, y eficaces, desde el punto de vista clínico. Para disminuir lo máximo posible el riesgo de transmisión de una enfermedad infecciosa, los bancos de tejidos siguen unos protocolos estrictos de cribado de los donantes, pruebas serológicas y procesamiento estéril de las muestras. Además, la manipulación del tejido en el banco está regulada para minimizar el riesgo de contaminación medioambiental.[17,18]

1 Selección del donante

El tejido osteocondral se obtiene de personas fallecidas, con la pertinente autorización previa para realizar la donación. Esta labor se simplifica notablemente al contar los centros sanitarios españoles autorizados para esta actividad con la figura del coordinador de trasplantes. Sobre estos profesionales recae una importante proporción del éxito del mundialmente reconocido «modelo español» de donación. Su participación es una garantía de la adecuación de los procesos de detección, entrevista familiar, trámites administrativos y judiciales, selección y confirmación de un posible donante, contando con formación actualizada acerca de los criterios de exclusión que deben aplicarse en cada caso.[19]

En paralelo al análisis del historial médico-social de cada donante, así como a un examen físico,[20] se realizan una serie de pruebas de cribado para descartar, en la medida que las técnicas lo permiten, el riesgo de transmisión de enfermedades. Los avances en las técnicas de detección, en especial la incorporación de nuevas generaciones de reactivos para identificar anticuerpos específicos y la introducción de técnicas de biología molecular para amplificar ácidos nucleicos, han incrementado su sensibilidad y especificidad. Gracias a ello, el temido periodo ventana (plazo entre la infección y el umbral de detección en sangre) se ha reducido a días.[21-24] En nuestro entorno geográfico, resulta obligado incluir marcadores para hepatitis B, hepatitis C, sida y sífilis. Además, en función del origen del individuo o de su permanencia en determinadas áreas con presencia de otras enfermedades transmisibles cuya prevalencia y trascendencia clínica así lo indiquen, deben incorporarse medidas específicas para su detección.[18] Actualmente, con la adopción de las tecnologías antes citadas, la estimación del riesgo de transmisión de enfermedades infecciosas es la siguiente: un caso por cada 100.000 donantes para el virus de la hepatitis B, un caso por cada 420.000 donantes para el virus de la hepatitis C, y un caso por cada 175.000 donantes para el virus del sida.[25]

Además de los criterios generales utilizados para la selección del donante, hay que aplicar otros específicos que pudieran condicionar la calidad del tejido osteocondral, por ejemplo la edad (se recomienda no obtener cartílago de mayores de 45 años) o enfermedades que afecten al tejido conectivo.[26]

Finalmente, la culminación del proceso de donación tiene lugar con la extracción quirúrgica del tejido, que no debe demorarse más de 12 horas desde el momento del fallecimiento, aunque puede ampliarse 12 horas más si el cadáver ha sido refrigerado en las primeras 4-6 horas.[26] La disección debe ser efectuada por un profesional debidamente cualificado para realizar el procedimiento de manera conveniente, con experiencia suficiente para comprobar macroscópicamente la idoneidad del tejido (véase la figura 1) y minimizar el riesgo de contaminación.[27]

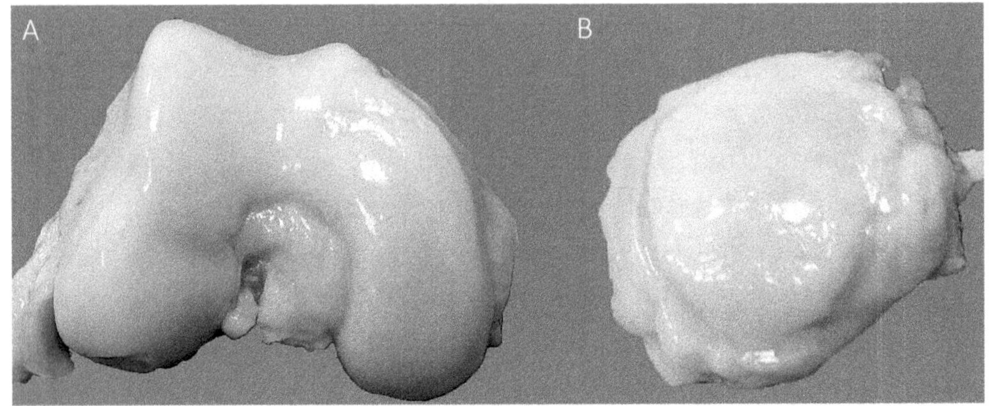

Figura 1

Piezas macroscópicamente idóneas para realizar un injerto osteocondral femoropatelar masivo. No hay displasia troclear (A) y el aspecto macroscópico del cartílago es bueno (A y B). (© Vicente Sanchis-Alfonso.)

2 Procesamiento y almacenamiento en el banco

Como ya hemos comentado, es necesaria la presencia de condrocitos funcionales en el aloinjerto para asegurar su viabilidad una vez trasplantado.[11,28-30] La ausencia de vascularización del cartílago articular, así como la consistencia de la matriz extracelular, dificultan la colonización del injerto por células con potencial condrogénico procedentes del receptor, que pueden llegar a través del hueso subcondral. Esa consistencia de la matriz también es una barrera para la difusión de las sustancias crioprotectoras que habitualmente se utilizan para limitar los efectos perjudiciales de la formación de cristales de hielo intracelulares y de la deshidratación celular, que se producen durante la congelación.[31-33] Por esta razón, si bien la matriz no se ve significativamente alterada, la viabilidad celular se encuentra muy afectada por el proceso de criopreservación. Esta elimina más del 95 % de los condrocitos viables y, por lo tanto, no es un método de conservación adecuado para el cartílago hialino.[2] Además, la experiencia clínica demuestra que los aloinjertos osteocondrales criopreservados se deterioran con el tiempo, posiblemente porque no hay células dentro de la matriz que mantengan la homeostasis tisular (véase la figura 2).[2] Ahora bien, es interesante destacar que se ha descrito la colonización del cartílago por células del huésped, posiblemente migradas desde el hueso subcondral, que muestran un fenotipo condral.[34]

Los procedimientos adecuados para preservar aloinjertos osteocondrales viables son la refrigeración (2-8 °C) y el cultivo (37 °C). El tejido se embebe en una solución nutritiva (p. ej., medio de cultivo basal, tipo DMEM o M199) que contiene antibióticos. En el caso del cultivo a 37 °C, el medio puede suplementarse con suero del donante y otros compuestos, por ejemplo dexametasona para modular una posible respuesta inflamatoria, o TGF-β3 para proporcionar un entorno condrogénico.[35]

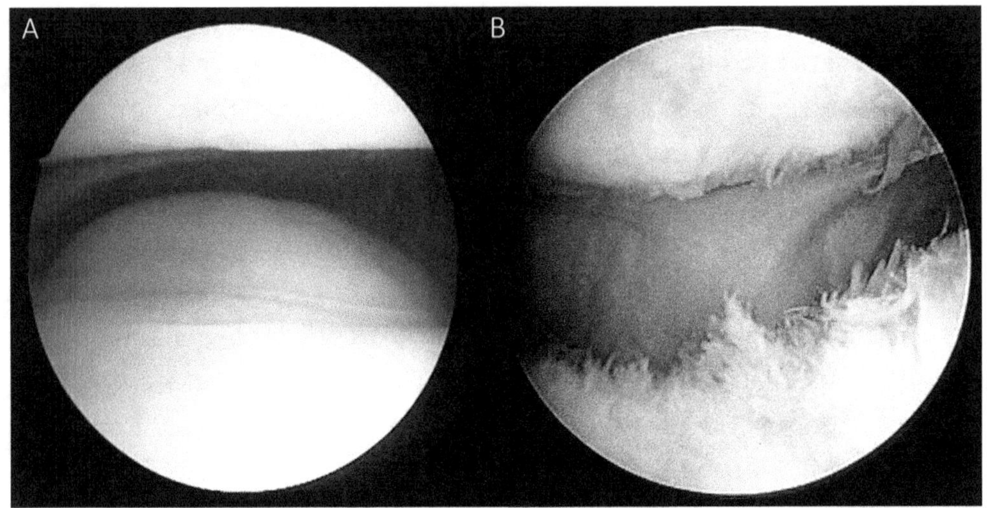

Figura 2

Deterioro de un aloinjerto osteocondral femoropatelar bipolar
criopreservado con el paso del tiempo. A) Buen aspecto visual a los 2 años
del trasplante. B) Deterioro macroscópico evidente a los 4 años del trasplante.
(© Vicente Sanchis-Alfonso.)

A diferencia del tejido criopreservado (que garantiza la conservación de
la estructura histológica durante años, aunque con una escasa viabilidad
celular), los sistemas citados sólo permiten la disponibilidad del tejido
durante un par de semanas a 4 °C,[36-39] que pueden ampliarse 2 semanas
más en el caso del cultivo a 37 °C.[35,40] Esta limitación temporal dificulta
el establecimiento de protocolos para asegurar una reserva permanen-

te de suficiente número de aloinjertos osteocondrales, con un criterio eficiente, como consecuencia del alto riesgo de superar su caducidad. Por esta razón, suelen extraerse a demanda. Además, esto condiciona la necesidad de una gestión ágil para conseguir los informes de los pertinentes controles de calidad y facilitar al cirujano la programación de la intervención.

3 Selección del paciente

Como ocurre en cualquier técnica quirúrgica, y la que presentamos en este capítulo no es una excepción, la selección del paciente es un punto clave para el éxito.

3.1 Indicaciones

El paciente ideal para realizar esta técnica sería un paciente joven (≤50 años), y por lo tanto no candidato a cirugía protésica, con una lesión postraumática de gran tamaño, aislada, unipolar en la rótula, en especial secundaria a una fractura (véase la figura 3), con dolor importante y gran discapacidad como consecuencia de la lesión, sin anomalías mecánicas en el miembro inferior ni en la articulación femoropatelar, en la que han fracasado unos

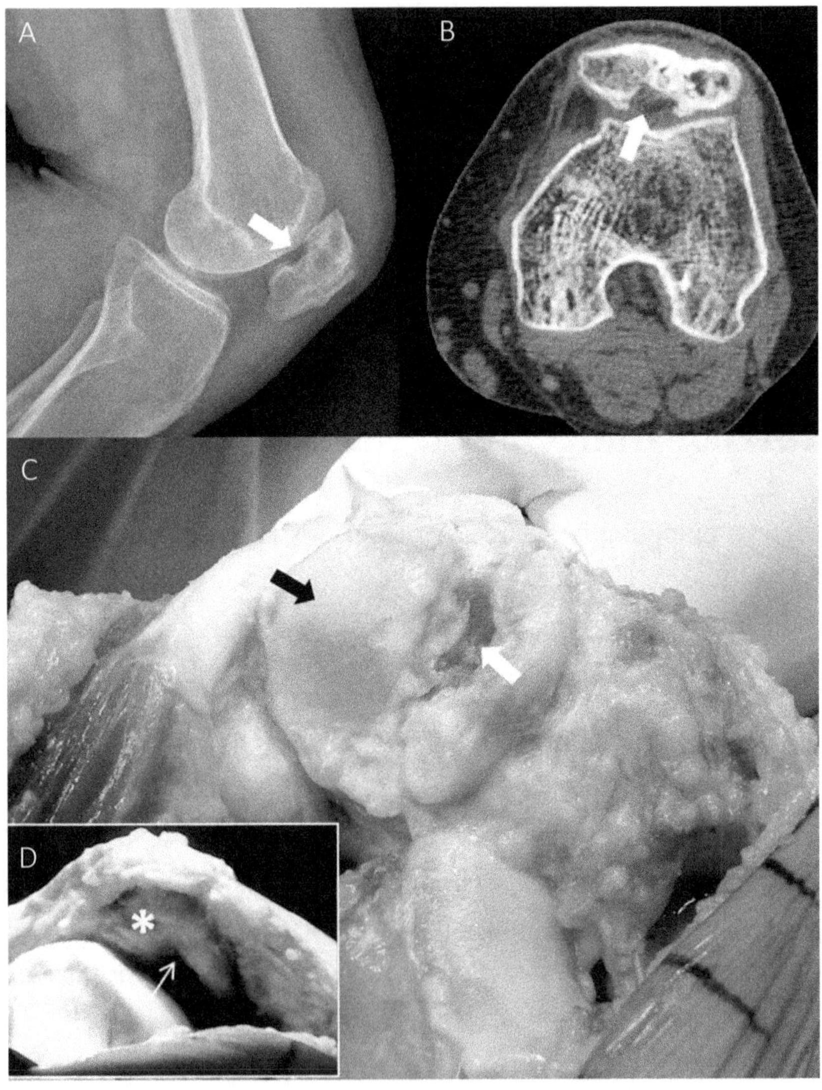

Figura 3

Indicación ideal para el trasplante osteocondral masivo de rótula. Secuela de fractura conminuta de rótula en un paciente de 46 años de edad sin clínica previa femoropatelar ni desalineación ósea. En la radiografía de perfil (A) y en el corte axial de la tomografía computarizada (B) se objetiva un cráter evidente en la superficie articular (flecha blanca). La fotografía intraoperatoria (C) pone de manifiesto, además, una condropatía de grado IV proximal al cráter (flecha negra). El estudio del *tracking* femoropatelar (D) muestra un contacto entre rótula y fémur de sólo el 45 % de la superficie total de la rótula, lo que implica un aumento de la presión femoropatelar que puede ser la causa, en cierta medida, del dolor anterior de rodilla de este paciente. La tróclea femoral no muestra cambios degenerativos evidentes, por lo que no está indicado un injerto bipolar. (© Vicente Sanchis-Alfonso.)

tratamientos conservador y quirúrgico previos adecuados. También pueden ser una indicación las lesiones condrales idiopáticas de rótula de grado III o IV (véase la figura 4 A).

Igualmente estaría indicada en lesiones bipolares (artrosis femoropatelar postraumática, necrosis avascular) en un paciente relativamente joven y activo con sintomatología limitada a la articulación femoropatelar, en quien la cirugía protésica (tanto la prótesis femoropatelar como la prótesis total de rodilla) es una contraindicación relativa por la edad.

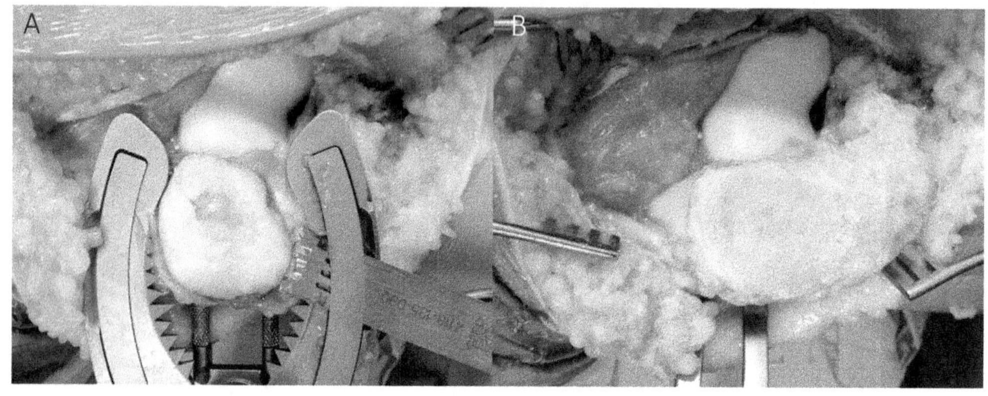

Figura 4

Preparación de la zona receptora. Técnica quirúrgica similar a la empleada
en la cirugía de prótesis total de rodilla cuando se va a reemplazar la rótula.
A) Condropatía de grado III y IV. B) Zona receptora preparada para colocar
el aloinjerto. (© Vicente Sanchis-Alfonso.)

3.2   Contraindicaciones relativas

Las contraindicaciones relativas incluyen un índice de masa corporal (IMC)
mayor de 30 kg/m², la edad superior a 50 años, la alteración del *tracking*
femoropatelar y la inestabilidad femoropatelar.

Enderlein *et al.*[41] han demostrado que un IMC >30 es un factor predictivo de
mal pronóstico después de la reconstrucción del ligamento femoropatelar

medial en pacientes con inestabilidad lateral de rótula crónica. Esta observación está en consonancia con lo hallado por Dahm *et al.*,[42] quienes refieren que un mayor IMC preoperatorio se asociaba con puntuaciones más bajas en las escalas de valoración funcional de la rodilla después de la implantación de una prótesis femoropatelar. Por lo tanto, podemos concluir que en los pacientes con sobrepeso no debería realizarse ninguna cirugía sobre el aparato extensor, y la técnica del aloinjerto femoropatelar masivo en fresco no debería ser una excepción. Antes de plantearse cualquier cirugía del aparato extensor, los pacientes deberían bajar de peso (evidentemente, sólo si tienen sobrepeso).

Previamente a plantearse la técnica que presentamos en este capítulo habría que corregir la inestabilidad rotuliana y cualquier alteración del *tracking* femoropatelar.

3.3 Contraindicaciones absolutas

Las contraindicaciones absolutas son la artritis reumatoide, la artrosis de rodilla, los tumores y las infecciones, la no predisposición adecuada para realizar la rehabilitación postoperatoria, y las condiciones médicas que pudieran afectar la incorporación del injerto (p. ej., diabetes mellitus dependiente de insulina).

4 Técnica quirúrgica. Consejos útiles y cuidados postoperatorios

Idealmente, la intervención quirúrgica debería ser realizada por dos equipos quirúrgicos que trabajarán de manera simultánea. Uno se encargaría de la preparación del injerto y el otro de la artrotomía, la preparación de la zona receptora y el implante del injerto.

El primer paso cuando nos planteamos hacer un trasplante de rótula es elegir una de tamaño, lado y forma (tipo de Wiberg) similares a las del receptor. La tomografía computarizada preoperatoria que hacemos a todos los pacientes nos permite tomar las medidas de injerto que vamos a necesitar en nuestro caso concreto. Estas medidas se remiten al responsable del banco de tejidos para localizar así al donante ideal.

Una vez expuesta la articulación a través de una artrotomía medial convencional se procede a evertir la rótula. La técnica quirúrgica es idéntica a la empleada en cirugía protésica cuando se va a colocar un implante rotuliano (véase la figura 4). Se mide el espesor de la rótula y se reseca la cara articular de la rótula utilizando el instrumental de la prótesis de rodilla y una sierra oscilante, dejando un remanente de rótula de unos 13 mm. Sistemáticamente realizamos una denervación peripatelar con el electrocoagulador, con la idea teórica de disminuir la incidencia postoperatoria de dolor anterior de rodilla. En este sentido, Li *et al.*[43] han publicado un metaanálisis en el que investigan si la denervación rotuliana con el electrocoagulador después de una prótesis total de rodilla en la cual no se recambia la rótula puede reducir la incidencia postoperatoria de dolor anterior de rodilla. Para ello analizan cinco ensayos clínicos (572 pacientes, 657 rodillas), motivo por el que este metaanálisis tiene un nivel I de evidencia científica. Concluyen que los pacientes sometidos a denervación rotuliana tenían menos dolor anterior de rodilla, valores más bajos en la escala visual analógica del dolor y mejor función evaluada con escalas de valoración funcional, que aquellos en quienes no se realizó la denervación. Además, las complicaciones en ambos grupos eran similares. Por lo tanto, la mayor evidencia científica existente en estos momentos indica que la denervación rotuliana mejora tanto el dolor anterior de rodilla como la función de la rodilla después de una prótesis total de rodilla en la que no se recambia la rótula. Por lo tanto, creemos que la denervación rotuliana es un buen gesto quirúrgico.

Mientras tanto, el otro equipo quirúrgico recorta el aloinjerto, usando también el instrumental de la prótesis de rodilla, con un espesor tal que una vez implantado consiga obtener una rótula del espesor de la rótula original (véase la figura 5). Si el tamaño del injerto es un poco más grande, cosa que a veces ocurre, se recorta para ajustarlo al tamaño del receptor. En el implante se marca lo que corresponde a la parte proximal y lateral (véase la figura 5) para que no haya ningún problema a la hora de colocar el injerto en la zona receptora en la posición adecuada. Antes de colocar el

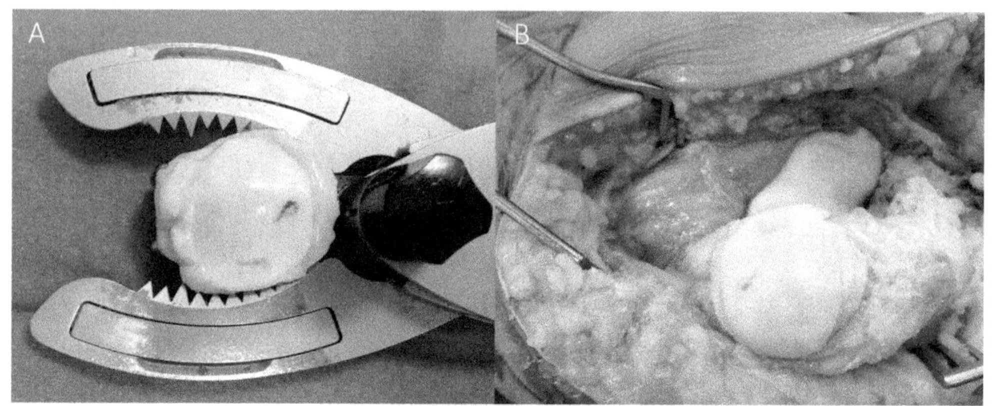

Figura 5

Preparación (A) y marcaje del injerto rotuliano para que una vez implantado esté en la posición adecuada (B). (© Vicente Sanchis-Alfonso.)

injerto se limpia con un cepillo el componente óseo y se lava con un sistema de irrigación con solución salina fisiológica a alta presión para eliminar la sangre del injerto y disminuir así su posible carga inmunógena. Durante este proceso de limpieza hay que tener la precaución de no lesionar el cartílago. Además, para minimizar al máximo el riesgo de reacción inmunitaria debe disminuirse lo máximo posible el espesor del componente óseo del injerto (6-8 mm).[3]

El cirujano que se encarga de preparar el injerto debería ser también el encargado de transferirlo desde el área de preparación al campo quirúrgico.

En caso de que caiga al suelo, actualmente no puede recomendarse, a diferencia de lo que ocurriría con un injerto contaminado de ligamento cruzado anterior, ningún sistema de esterilización secundaria para implantar un injerto masivo osteocondral contaminado.[44] El mejor consejo sería implantar el injerto en un segundo tiempo quirúrgico, una vez se disponga de otro aloinjerto.[44]

A continuación se implanta el aloinjerto masivo rotuliano sobre la zona cruenta y se fija provisionalmente con dos agujas de Kirschner introducidas a través de la cortical anterior de la rótula. Luego se introducen tres o cuatro tornillos de compresión desde la cara dorsal de la rótula (véase la figura 6). El objetivo final es conseguir una rótula del espesor de la rótula original. La fijación del injerto también puede hacerse con pines reabsorbibles.

Respecto al trasplante de tróclea, también debemos preocuparnos por elegir una del tamaño, lado del receptor y forma adecuados, es decir, no displásica (véase la figura 1). La resección de la tróclea del receptor se hará de manera similar a la resección anterior del fémur distal para implantar una prótesis de rodilla (véanse las figuras 7 y 8). Una vez implantado el injerto se procederá a su fijación con dos tornillos mediales y dos laterales, o con pines reabsorbibles (véanse las figuras 7 y 8).

Cuando el injerto o los injertos ya están fijados, se comprueba que el *tracking* femoropatelar es correcto y se cierra por planos. Inmediatamente

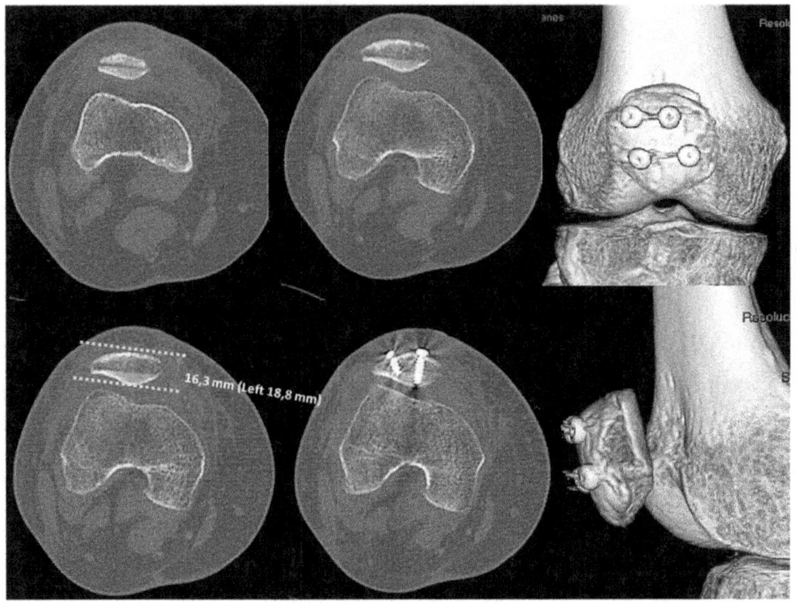

Figura 6

Injerto unipolar de rótula en fresco en una paciente con condropatía rotuliana
de grado III y IV operada previamente en dos ocasiones. Resultado clínicamente
excelente. El estudio realizado con resonancia magnética para valorar el cartílago
articular rotuliano al año de la intervención quirúrgica no muestra alteraciones en los
biomarcadores de cartílago en los mapas de T1 y T2. En la tomografía computarizada
de control postoperatorio el espesor de la rótula es 2,5 mm menor que el de la
rótula contralateral asintomática. No podemos saber a ciencia cierta si el resultado
clínico excelente de esta paciente es por el injerto o por la disminución de la presión
intraósea o de la fuerza de compresión femoropatelar como consecuencia de la
osteotomía coronal rotuliana de adelgazamiento. (© Vicente Sanchis-Alfonso.)

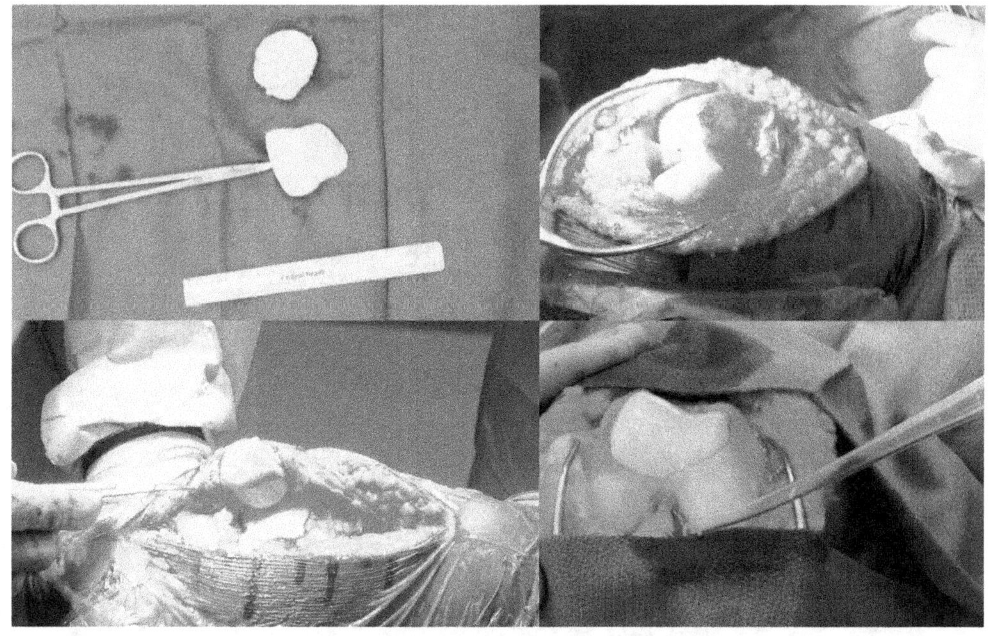

Figura 7

Injerto bipolar femoropatelar en un paciente de 22 años de edad con condropatía grave en la rótula y la tróclea femoral. Antecedente (6 años antes) de liberación de aleta rotuliana externa usando electrocoagulador. (© Donald C. Fithian.)

se comienza la movilización continua pasiva y al día siguiente se autoriza la carga asistida con dos muletas, permitiendo el soporte de peso en función del dolor con una rodillera bloqueada en extensión que se mantiene durante 4 semanas. Por lo demás, la rehabilitación de estos pacientes no difiere en

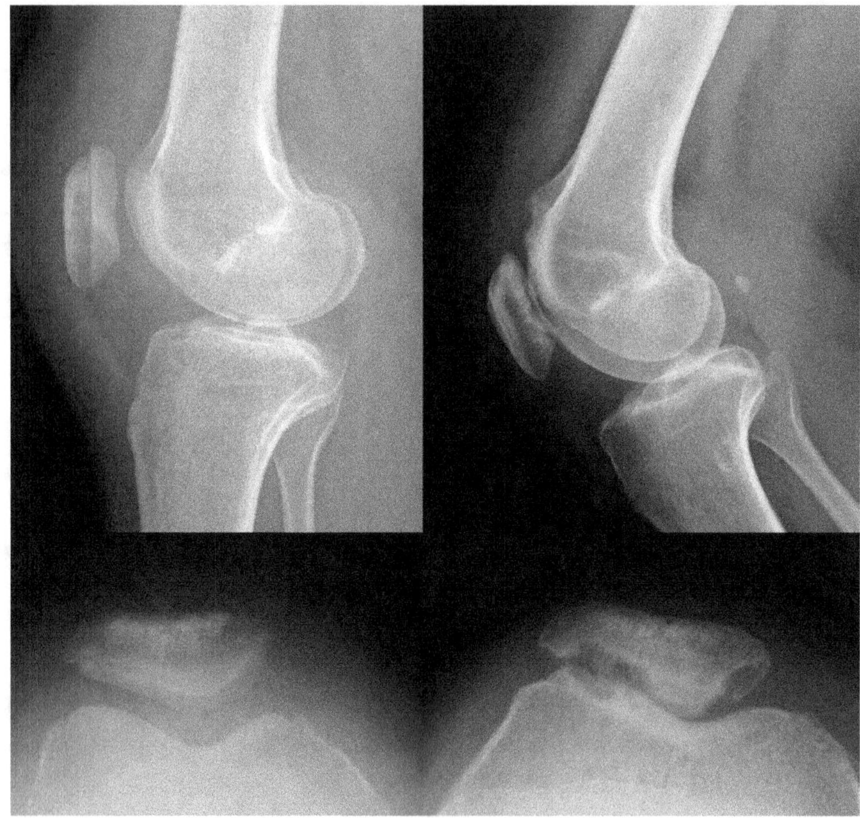

Figura 8

Radiografías evolutivas del paciente de la figura 7. Las dos radiografías de la
izquierda corresponden a las 6 semanas de evolución y ponen de manifiesto
un injerto bipolar técnicamente correcto. Las dos radiografías de la derecha
corresponden a los 9 meses de evolución y muestran una reabsorción importante
del aloinjerto. (© Donald C. Fithian.)

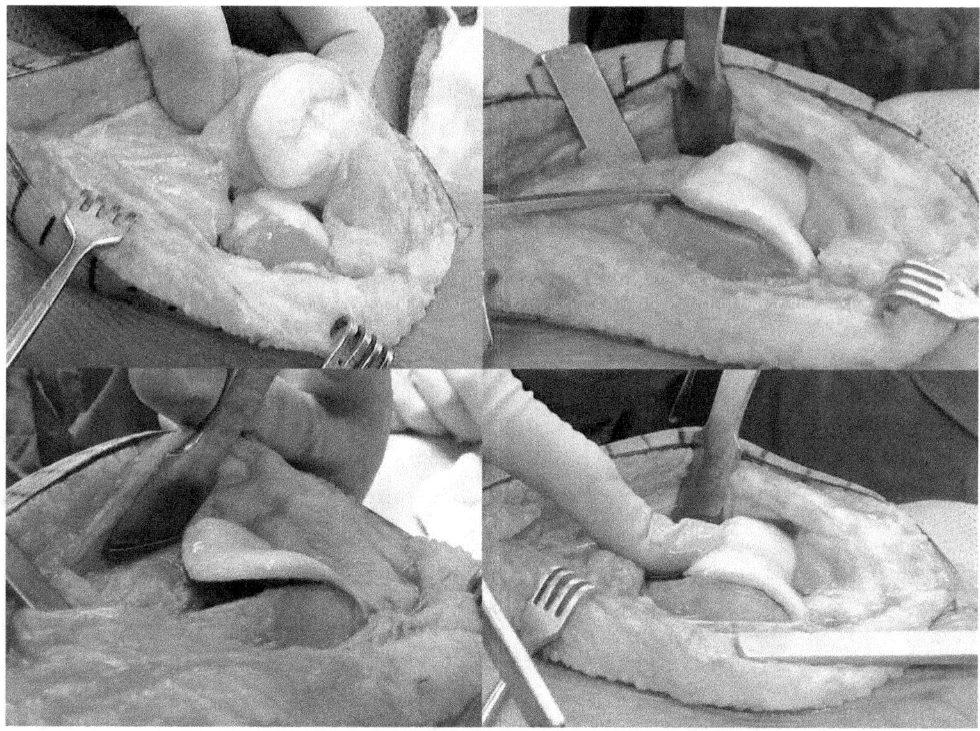

Figura 9

Mujer de 25 años de edad con dolor anterior de rodilla muy incapacitante, a quien previamente se le había realizado condroplastia rotuliana y liberación de aleta rotuliana externa. Aloinjerto osteocondral de rótula asociado a trocleoplastia para corregir el *tracking* femoropatelar y disminuir la fuerza de compresión femoropatelar, y reconstrucción de la aleta rotuliana externa para corregir la inestabilidad medial iatrogénica de rótula secundaria a la liberación de la aleta rotuliana externa. (© Donald C. Fithian.)

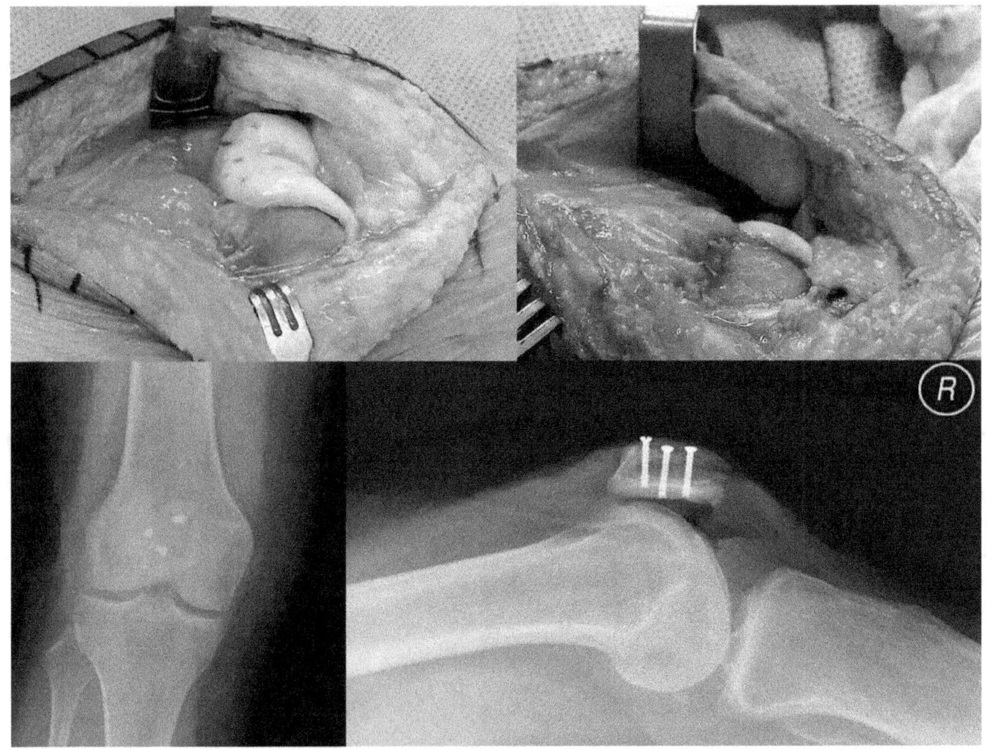

Figura 10

Continuación del caso de la figura 9. Aspecto macroscópico del aloinjerto osteocondral masivo de rótula y trocleoplastia. Estudio radiológico de control. (© Donald C. Fithian.)

nada de la realizada en pacientes portadores de una prótesis primaria de rodilla. La vuelta a la actividad sin ninguna restricción se permite a partir del sexto mes.

La condropatía femoropatelar puede ser secundaria a un traumatismo, a una inestabilidad rotuliana o a una desalineación ósea. Por lo tanto, para que la cirugía de recubrimiento tenga éxito, antes debemos corregir la inestabilidad o la desalineación ósea para eliminar, respectivamente, las fuerzas de cizallamiento sobre el cartílago y la sobrecarga de la reparación (véanse las figuras 9 y 10).[45] Si no lo hacemos, el cartílago del injerto se deteriorará de la misma forma que lo haría el cartílago original, y por lo tanto la cirugía fracasará.

5 Resultados. Revisión de la literatura médica

Los aloinjertos osteocondrales femoropatelares pueden ser, teóricamente, una buena alternativa a la prótesis femoropatelar en gente joven y activa con lesiones graves y extensas en la articulación femoropatelar. Sin embargo, hay pocos trabajos publicados en la literatura médica sobre el uso de aloinjertos osteocondrales masivos en fresco en la articulación femoropatelar, y todos son series clínicas (nivel 4 de evidencia científica).[45-47] Es decir, la experiencia de que disponemos es muy limitada, tanto en cuanto a número como a calidad de la evidencia científica.

Chu *et al.*[46] presentaron en 1999 cuatro casos de injerto bipolar femoro-patelar, de los cuales uno fracasó y tres tuvieron un resultado excelente. El seguimiento medio fue de 6,2 años. Estos mismos autores también presentan cinco aloinjertos rotulianos unipolares sin ningún fracaso, catalogando el resultado como excelente en un caso y bueno en cuatro.

Jamali *et al.*[47] presentaron en 2005 una serie de 18 pacientes (20 rodillas), con doce injertos bipolares y ocho monopolares de rótula, con un segui-miento medio postoperatorio de 7,8 años. Cinco injertos (25 %), tres de ellos bipolares y dos monopolares, fracasaron entre 1 y 4,3 años tras la interven-ción, y tres (15 %) presentaron un resultado regular. El porcentaje de resul-tados buenos y excelentes es del 60 %, lo cual contrasta con el 82 % de estos mismos autores si consideramos todos los compartimentos de la rodilla en su conjunto. Los autores concluyen que se trata de un procedimiento quirúr-gico de salvamento para el paciente joven activo.

Torga-Spak y Teitge[45] publicaron en 2006 un trabajo sobre el seguimiento de once pacientes menores de 55 años (catorce aloinjertos osteocondrales), con una evolución media postoperatoria de 10 años (rango: 2,5-17,5 años). En once casos el resultado fue bueno o excelente, tres fracasaron, nueve de los once pacientes estaban satisfechos o muy satisfechos con la cirugía, y todos menos uno volverían a operarse otra vez. Los autores recomiendan el procedimiento y enfatizan la necesidad de corregir la desalineación y la inestabilidad subyacentes. Concluyen que los aloinjertos en fresco pueden aliviar el dolor, mejorar la función de la rodilla y retrasar la llegada de la prótesis total.

Un dato interesante es que el porcentaje de fracasos de los aloinjertos monopolares o unipolares y el de los bipolares es similar (27 % y 30 %, respectivamente).[45-47] En las lesiones cartilaginosas de la rodilla en su conjunto, siempre se han considerado las lesiones «en beso» como una contraindicación relativa para realizar injertos osteocondrales. No parece que este sea el caso en la articulación femoropatelar.

6 Claves para el éxito de un trasplante osteocondral masivo femoropatelar

- Debemos asegurarnos de que la condropatía es la causa de los síntomas del paciente. Es importante recordar que muchas veces la condropatía en la articulación femoropatelar, aunque sea grave, es un hallazgo accidental que no provoca sintomatología.[48] En este sentido, Elson *et al.*[49] aconsejan no tratar las condropatías femoropatelares, aun siendo graves, cuando sean un hallazgo accidental artroscópico en un paciente que se opera por una patología de rodilla diferente a esa lesión condral. Además, son muy frecuentes las condropatías graves en el paciente con inestabilidad femoropatelar, y una vez corregida la inestabilidad, la lesión condral que no se ha tratado de forma específica no suele plantear ningún problema clínico en este tipo de pacientes.

- El injerto debe ser «fresco», no criopreservado. Además, siempre que sea posible se trasplantará una «cáscara» osteocondral. Los injertos osteocondrales no deben ser demasiado gruesos. No hay, pues, una pérdida de *stock* óseo, por lo que esta cirugía no cierra la puerta a una ulterior prótesis total de rodilla convencional. Se ha demostrado que cuanto más hueso tenga el injerto, o que cuanto mayor sea su tamaño, existe un riesgo mayor no sólo de respuesta inmunitaria sino también de necrosis del injerto. Al ser un injerto no vascularizado, el tejido óseo se va a necrosar y a revascularizar, y cuanto mayor sea el proceso de revascularización, mayor será la resorción ósea. Por este motivo debemos usar la menor cantidad de hueso subcondral posible, la mínima necesaria para la fijación del cartílago.

- Una cirugía de recubrimiento, bien sea un aloinjerto femoropatelar o una prótesis femoropatelar, no es nunca un sustituto de una corrección del *maltracking* femoropatelar y de la inestabilidad femoropatelar. Por lo tanto, si no se corrigen estos factores acompañantes la cirugía de recubrimiento está condenada al fracaso. Además, cuando está indicado, debemos asociar cirugías de descarga del injerto, como puede ser la osteotomía de anteromedialización del tubérculo tibial anterior o la trocleoplastia. Además, las osteotomías del tubérculo tibial facilitarán considerablemente la cirugía de «resuperficialización». La correcta alineación del miembro es indispensable para el éxito del injerto, incluida la correcta alineación rotacional. Por lo tanto, en ocasiones tenemos que hacer osteotomías para corregir la alineación rotacional en el fémur o la tibia.[45]

- Finalmente, insistir en que se trata de una cirugía de salvamento destinada a pacientes jóvenes con una lesión aislada en la articulación femoropatelar en la cual han fracasado otros procedimientos quirúrgicos previos. El objetivo final es retrasar el momento de la prótesis. Si el paciente tiene claro que se trata de una «cirugía de salvamento» evitaremos los tan frecuentes fracasos por no cumplimiento de las expectativas por parte del paciente.

Agradecimientos

Nuestro agradecimiento al International Patellofemoral Study Group (IPSG) (www.ipsg.org) y a la Patellofemoral Foundation (www.patellofemoral.org) por su continuo estímulo.

Bibliografía

1. Noyes FR, Barber-Westin SD. Advanced patellofemoral cartilage lesions in patients younger than 50 years of age: is there an ideal operative option? Arthroscopy. 2013; 29: 1423-36.

2. Bugbee WD. Osteochondral allograft transplantation. En: Cole BJ, Malek MM, editores. Articular cartilage lesions: a practical guide to assessment and treatment. New York: Springer; 2004. p. 82-94.

3. Sherman SL, Garrity J, Bauer K, Cook J, Stannard J, Bugbee W. Fresh osteochondral allograft transplantation for the knee: current concepts. J Am Acad Orthop Surg. 2014; 22: 121-33.

4. Campbell CJ, Ishida H, Takahashi H, Kelly F. The transplantation of articular cartilage. An experimental study in dogs. J Bone Joint Surg. 1963; 45-A: 1579-92.

5. DePalma AF, Tsaltas TT, Mauler GG. Viability of osteochondral grafts as determined by uptake of S35. J Bone Joint Surg. 1963; 45-A: 565-78.

6. Rodrigo JJ, Thompson E, Travis C. Deep-freezing versus 4 degrees preservation of avascular osteocartilaginous shell allografts in rats. Clin Orthop Relat Res. 1987; 218: 268-75.

7. Oakeshott RD, Farine I. Pritzker KP. A clinical and histologic analysis of failed fresh osteochondral allografts. Clin Orthop Rel Res. 1988; 233: 283-94.

8. Czitrom AA, Keating S, Gross AE. The viability of articular cartilage in fresh osteochondral allografts after clinical transplantation. J Bone Joint Surg. 1990; 72-A: 574-81.

9. Convery FR, Akeson WH, Amiel D. Long-term survival of chondrocytes in an osteochondral articular cartilage allograft. A case report. J Bone Joint Surg. 1996; 78-A: 1082-8.

10. McGoveran BM, Pritzker KP, Shasha N, Price J, Gross AE. Long-term chondrocyte viability in a fresh osteochondral allograft. J Knee Surg. 2002; 15: 97-100.

11. Jamali AA, Hatcher SL, You Z. Donor cell survival in a fresh osteochondral allograft at twenty-nine years. A case report. J Bone Joint Surg. 2007; 89-A: 166-9.

12. Maury AC, Safir O, Heras FL, Pritzker KP, Gross AE. Twenty-five-year chondrocyte viability in fresh osteochondral allograft. A case report. J Bone Joint Surg. 2007; 89-A: 159-65.

13. Langer F, Czitrom A, Pritzker KP, Gross AE. The immunogenicity of fresh and

frozen allogeneic bone. J Bone Joint Surg. 1975; 57-A: 216-20.

14. Kandel RA, Gross AE, Ganel A, McDermott AG, Langer F, Pritzker KP. Histopathology of failed osteoarticular shell allografts. Clin Orthop Relat Res. 1985; 197: 103-10.

15. Phipatanakul WP, VandeVord PJ, Teitge RA, Wooley PH. Immune response in patients receiving fresh osteochondral allografts. Am J Orthop (Belle Mead NJ). 2004; 33: 345-8.

16. Sirlin CB, Brossmann J, Boutin RD, Pathria MN, Convery FR, Bugbee W, *et al.* Shell osteochondral allografts of the knee: comparison of MR imaging findings and immunologic responses. Radiology. 2001; 219: 35-43.

17. Caselli-Fernández LM, Terkola R. Clean room environment, personnel, quality assurance and their monitoring. EJHPP. 2006; 12: 29-34.

18. Real Decreto-Ley 9/2014, por el que se establecen las normas de calidad y seguridad para la donación, la obtención, la evaluación, el procesamiento, la preservación, el almacenamiento y la distribución de células y tejidos humanos, y se aprueban las normas de coordinación y funcionamiento para su uso en humanos. BOE n° 163: 52716-63. Año 2014.

19. Aranzábal J, Darpón J, Elorrieta P, Savari R, Menchaca M, Olaizola P, *et al.* El co-ordinador de trasplantes: perfil y funciones. Rev Esp Trasp. 1995; 4: 294-300.

20. van Wijk MJ, van Geyt C, Laven AB, Beele H, Bokhorst AG. Physical examination of potential tissue donors: results of a risk management procedure to identify the critical elements of the physical examination. Cell Tissue Bank. 2012; 13:547-63.

21. Pruss A, Caspari G, Krüger DH, Blümel J, Nübling CM, Gürtler L, *et al.* Tissue donation and virus safety: more nucleic acid amplification testing is needed. Transpl Infect Dis. 2010; 12: 375-86.

22. Tomford WW. Transmission of disease through transplantation of musculoskeletal allografts. J Bone Joint Surg. 1995; 77-A: 1742-54.

23. Solves P, Mirabet V, Álvarez M. Hepatitis B transmission by cell and tissue allografts: how safe is safe enough? World J Gastroenterol. 2014; 20: 7434-41.

24. Kitchen AD, Newham JA, Gillan HL. Effective serological and molecular screening of deceased tissue donors. Cell Tissue Bank. 2013; 14: 633-44.

25. Zou S, Dodd RY, Stramer SL, Strong DM. Tissue Safety Study Group. Probability of viremia with HBV, HCV, HIV, and HTLV among tissue donors in the United States. N Engl J Med. 2004; 351: 751-9.

26. Estándares de la Asociación Española de Bancos de Tejidos (AEBT). Editado por AEBT. 2011; 92-104.

27. Segur JM, Suso S, García S, Combalía A, Fariñas O, Llovera A. The procurement team as a factor of bone allograft contamination. Cell Tissue Bank. 2000; 1: 117-9.

28. Williams SK, Amiel D, Ball ST, Allen RT, Tontz WL Jr, Emmerson BC, *et al.* Analysis of cartilage tissue on a cellular level in fresh osteochondral allograft retrievals. Am J Sports Med. 2007; 35: 2022-32.

29. Gross AE, Kim W, Las Heras F, Backstein D, Safir O, Pritzker KP. Fresh osteochondral allografts for posttraumatic knee defects: long-term followup. Clin Orthop Relat Res. 2008; 466: 1863-70.

30. Pallante AL, Görtz S, Chen AC, Healey RM, Chase DC, Ball ST, *et al.* Treatment of articular cartilage defects in the goat with frozen versus fresh osteochondral allografts: effects on cartilage stiffness, zonal composition, and structure at six months. J Bone Joint Surg. 2012; 94-A: 1984-95.

31. Mazur P. Cryobiology: the freezing of biological systems. Science. 1970; 168: 939-49.

32. Pegg DE. The preservation of tissues for transplantation. Cell Tissue Bank. 2006; 7: 349-58.

33. Meryman HT. Cryopreservation of living cells: principles and practice. Transfusion. 2007; 47: 935-45.

34. Neri S, Vannini F, Desando G, Grigolo B, Ruffilli A, Buda R, *et al.* Ankle bipolar fresh osteochondral allograft survivorship and integration: transplanted tissue genetic typing and phenotypic characteristics. J Bone Joint Surg. 2013; 95-A: 1852-60.

35. Garrity JT, Stoker AM, Sims HJ, Cook JL. Improved osteochondral allograft preservation using serum-free media at body temperature. Am J Sports Med. 2012; 40: 2542-8.

36. Williams SK, Amiel D, Ball ST, Allen RT, Wong VW, Chen AC, *et al.* Prolonged storage effects on the articular cartilage of fresh human osteochondral allografts. J Bone Joint Surg. 2003; 85-A: 2111-20.

37. Williams RJ III, Dreese JC, Chen CT. Chondrocyte survival and material properties of hypothermically stored cartilage: an evaluation of tissue used for osteochondral allograft transplantation. Am J Sports Med. 2004; 32: 132-9.

38. Ball ST, Amiel D, Williams SK, Tontz W, Chen AC, Sah RL, *et al.* The effects of storage on fresh human osteochondral allografts. Clin Orthop Relat Res. 2004; 418: 246-52.

39. Malinin T, Temple HT, Buck BE. Transplantation of osteochondral allografts after cold storage. J Bone Joint Surg. 2006; 88-A: 762-70.

40. Pallante AL, Bae WC, Chen AC, Görtz S, Bugbee WD, Sah RL. Chondrocyte viability is higher after prolonged storage at 37 degrees C than at 4 degrees C for osteochondral grafts. Am J Sports Med. 2009; 37(Suppl 1): 24s-32s.

41. Enderlein D, Nielsen T, Christiansen SE, Faunø P, Lind M. Clinical outcome after reconstruction of the medial patellofemoral ligament in patients with recurrent patella instability. Knee Surg Sports Traumatol Arthrosc. 2014; 22: 2458-64.

42. Dahm DL, Kalisvaart MM, Stuart MJ, Slettedahl SW. Patellofemoral arthroplasty: outcomes and factors associated with early progression of tibiofemoral arthritis. Knee Surg Sports Traumatol Arthrosc. 2014; 22: 2554-9.

43. Li T, Zhou L, Zhuang Q, Weng X, Bian Y. Patellar denervation in total knee arthroplasty without patellar resurfacing and postoperative anterior knee pain: a meta-analysis of randomized controlled trials. J Arthroplasty. 2014; 29: 2309-13.

44. Mandelbaum BR, Johnston JA, Scoop JM. Avoiding and managing complications in cartilage restoration surgery. En: Meislin RJ, Halbrecht J, editores. Complications in knee and shoulder surgery. New York: Springer; 2009. p. 37-51.

45. Torga Spak R, Teitge RA. Fresh osteochondral allografts for patellofemoral arthritis: long-term followup. Clin Orthop Relat Res. 2006; 444: 193-200.

46. Chu CR, Convery FR, Akeson WH, Meyers M, Amiel D. Articular cartilage transplantation: clinical results in the knee. Clin Orthop Relat Res. 1999; 360: 159-68.

47. Jamali AA, Emmerson BC, Chung C, Convery FR, Bugbee WD. Fresh osteochondral allografts: results in the patellofemoral joint. Clin Orthop Relat Res. 2005; 437: 176-85.

48. Kaplan LD, Schurhoff MR, Selesnick H, Thorpe M, Uribe JW. Magnetic resonance imaging of the knee in asymptomatic professional basketball players. Arthroscopy. 2005; 21: 557-61.

49. Elson DW, Jones S, Caplan N, St Clair Gibson A, Stewart S, Kader DF. Clinically insignificant association between anterior knee pain and patellofemoral lesions which are found incidentally. Knee. 2013; 20: 471-5.

Chapter 2

Knee Surgery Complications Related to Biomaterials

H. Pereira M.D.

3B's Research Group - Biomaterials, Biodegradables and Biomimetics, Univ. Minho,
Headquarters of the European Institute of Excellence on Tissue Engineering
and Regenerative Medicine, Barco GMR-Portugal
ICVS/3B's - PT Government Associate Laboratory, Braga/Guimarães, Portugal
CEM - FIFA Medical Centre of Excellence, Porto, Portugal
Orthopedic Department Centro Hospitalar Póvoa de Varzim – Vila do Conde, Portugal.

V.M. Correlo CEng., Ph.D.

3B's Research Group - Biomaterials, Biodegradables and Biomimetics, Univ. Minho,
Headquarters of the European Institute of Excellence on Tissue Engineering
and Regenerative Medicine, Barco GMR-Portugal
ICVS/3B's - PT Government Associate Laboratory, Braga/Guimarães, Portugal

J. Silva-Correia BSc., Ph.D.

3B's Research Group - Biomaterials, Biodegradables and Biomimetics, Univ. Minho,
Headquarters of the European Institute of Excellence on Tissue Engineering
and Regenerative Medicine, Barco GMR-Portugal
ICVS/3B's - PT Government Associate Laboratory, Braga/Guimarães, Portugal

J.M. Oliveira BSc., Ph.D.

3B's Research Group - Biomaterials, Biodegradables and Biomimetics, Univ. Minho,
Headquarters of the European Institute of Excellence on Tissue Engineering
and Regenerative Medicine, Barco GMR-Portugal
ICVS/3B's - PT Government Associate Laboratory, Braga/Guimarães, Portugal
CEM - FIFA Medical Centre of Excellence, Porto, Portugal

R.L. Reis CEng., MSc., Ph.D.

3B's Research Group - Biomaterials, Biodegradables and Biomimetics, Univ. Minho,
Headquarters of the European Institute of Excellence on Tissue Engineering
and Regenerative Medicine, Barco GMR-Portugal
ICVS/3B's - PT Government Associate Laboratory, Braga/Guimarães, Portugal
CEM - FIFA Medical Centre of Excellence, Porto, Portugal

J. Espregueira-Mendes M.D., Ph.D.

3B's Research Group - Biomaterials, Biodegradables and Biomimetics, Univ. Minho,
Headquarters of the European Institute of Excellence on Tissue Engineering
and Regenerative Medicine, Barco GMR-Portugal
ICVS/3B's - PT Government Associate Laboratory, Braga/Guimarães, Portugal
CEM - FIFA Medical Centre of Excellence, Porto, Portugal

Correspondence address
Hélder Pereira M.D.
helderduartepereira@gmail.com

Summary

Recent years have seen a growing interest in biomaterials and use of these materials in the clinical setting is increasing. Despite their advantages, they have also been cited as the source of specific complications and/or failures. Problems such as screw breakage, tunnel enlargement, allergic or foreign body reactions, cyst and abscess formation, or even delayed migration of supposedly biodegradable screws/implants have been reported. This chapter aims to review the basic science and clinical experience with biomaterials currently employed in fixation devices for knee surgery. Information on the clinical implications of biodegradable screws is still limited. Surgeons tend to focus more on the emerging successes of innovations than on the complications and failures (publication bias) of older devices, making it difficult to reliably assess the incidence of such events. Moreover, the complexity of possible reactions occurring in the human body cannot be reproduced under controlled laboratory conditions. Nevertheless, surgeons and patients must be aware of both the advantages and the complications of these devices. Only in this way can informed choices be made, so that both parties are prepared to face and overcome the undesired complications, and the improvement of future implants can become a reality.

1 Introduction

Anterior cruciate ligament (ACL) repair related to sports participation at any level remains one of the most frequent orthopedic procedures of the knee.[1] Thus, the development of implants has been largely associated with the development of ACL (or posterior cruciate ligament) repair techniques. More recently, there has been widespread use of biomaterials in other knee surgeries, such as peripheral ligament, meniscus or medial patellofemoral ligament (MPFL) reconstructions. Advantages, pitfalls and clinical aspects of implant-related complications must be understood in terms of the specific anatomy and physiopathology of each injury. For example, in some cases, smaller devices with high resistance to pull-out are more desirable. In others, the "ideal" device would be either stiffer or more flexible, or "softer" and less aggressive to soft tissues, or perhaps even more prone to resorption into bone tissue. Many issues surrounding the ideal graft-fixation option remain unclear, and the best properties of the material used in medical devices for ligaments repair have not yet been defined.[2] Metal interference screws have been used for ACL fixation. These provide both strong initial fixation and favorable osseous integration if grafts include bony parts.[3] However, the early models increased the risk of damaging the graft and the risk for slippage, resulting in less stable constructions. This has led to a growing interest in and greater demand for soft tissue grafts.[4]

Some of the recognized disadvantages of metal implants include problems for future magnetic resonance imaging (MRI) evaluation and more complex ACL revision surgery (since implant removal might be required).[3,5-7]

To overcome these limitations, the ideal implant for a more biological repair, involving minimal changes in native anatomy, should be biocompatible, biomimetic, and biodegradable and/or bioabsorbable.[8] Moreover, an effective initial fixation avoiding graft damage must be possible.[9] If the device had these properties, the need to remove implants (secondary surgery) in some orthopedic applications could be avoided in the future. Developments in bioengineering and biomaterials have come up with several options and interesting results are being observed.[2] Nevertheless, continuous monitoring by orthopedic surgeons is still required.[2]

Despite claims that bioabsorbable screws will degrade and be excreted through the body within months after implantation, this may fail to occur.[2] The clinical implications of failure to degrade range from insignificant (a radiological finding with favorable clinical outcome) to severe, e.g. delayed foreign body reaction ultimately requiring revision surgery. Our group has recently published a systematic review of bioabsorbable screw migration, concluding that this is another possible cause of complication or failure, with a currently unknown incidence.[2]

Although clinical outcomes with bioabsorbable devices are generally as good as with metal screws,[3] higher prevalence of knee effusion has been related to the use of these products.[10]

Problems associated with the use of bioabsorbable interference screws include: implant damage/breakage during surgery, inflammatory/foreign body reaction, incomplete absorption, joint effusion, encapsulation or screw migration.[7] Similar biological complications have been reported when similar materials were used for meniscus repair[11] or even bone osteosynthesis.[12]

We present a review of biomaterials used as fixation devices currently employed in knee surgery. Complications of anterior cruciate ligament (ACL) surgery related to biomaterials based on the authors' clinical experience will be discussed. Complications of medial patellofemoral ligament (MPFL) and meniscus repair associated with biomaterials will also be briefly discussed.

2 Biomaterials currently used in knee fixation devices
(partial content from Pereira *et al.* reprinted with permission from Springer)[2]

Polyglycolide or polyglycolic acid (PGA), the simplest aliphatic polyester, is a thermoplastic polymer which has been around since 1954.[2] Itcan be obtained by several different processes starting with different materials. Given its sensitivity to hydrogenolysis compared with other synthetic polymers, its use was limited to a period of several years. However in 1962 this polymer was used to develop the first synthetic absorbable suture. When exposed to physiological conditions, polyglycolide is degraded by random hydrolysis, and apparently it is also broken down by various enzymes, particularly those with esterase activity.[7] This is believed to be the cause of the difference in degradation found *in vitro* and *in vivo*.

Poly-glycolide-co-trimethylene carbonate (PGA TMC) screws have been used in clinical situations (e.g., EndoFix; Smith & Nephew Endoscopy, Andover, MA).

Fink *et al.*[13] published a controlled study comparing polyglyconate and metallic interference screw fixation for patellar tendon grafts. The use of bioabsorbable screws was not found to be associated with increased clinical complications or significant osteolysis. Moreover, fixation and clinical outcomes equivalent to those of titanium screws were observed. However, "replacement of the screw with bone did not take place for up to three years postoperatively".[13] However, other studies reported possible complications, including effusion, cyst formation and tunnel widening.[11,14,15]

Konan *et al.*[16] described a high rate of adverse biological reactions with the clinical use of bioabsorbable PLC screws. The authors reported a wide range in the average time of foreign body reaction from three weeks to four months.

This is considered typical of the possible consequences of early wide scale uncontrolled novel application of any given biomaterial.

Stereoisomers of the lactic acid molecule, poly-L-lactic acid (PLLA) and poly-D-lactic acid (PDLA) have also been used. Polylactic acid or polylactide (PLA) is a thermoplastic aliphatic polyester (and not a polyacid) derived from renewable resources, such as corn starch, tapioca roots, chips or starch, or sugarcane.[17] Given the chiral nature of lactic acid, there are distinct forms of polylactide and its nomenclature can be quite confusing. Poly-L-lactide (PLLA) is the L isomer of polylactic acid[18] and is the product resulting from polymerization of L, L-lactide (also known as L-lactide). This polymer (PLLA) is the most frequently used biomaterial in orthopedics, and several papers have reported good results.[19,20] PLLA has a crystallinity of around 37%, a glass transition temperature between 60-65°C, a melting temperature between 173-178°C and a tensile modulus between 2.7-16 GPa.[18] It is hydrophobic and, due to its semi-crystallinity, degradation time is long.[12] Adverse effects from their degradation (acidity resulting from the release of lactic acid) can be observed up to three years after implantation.[12] The most common complications of PLLA screws in ACL surgery found in the literature are intraoperative screw damage, postoperative delayed screw damage and intra-articular migration.[21-27]

There is also a poly (L-lactide-co-D, L-lactide) (PLDLLA)[18,26] that is an amorphous polymer with a Tg of 60°C. Poly-DL-lactide (PDLLA) screws (Figure 1) are aimed at preventing some reactions to the L-isomer and generally improving the implants. However, they have also been associated with complications, such as tibial and pretibial cyst formation.[28] Macarini *et al.*[29] also reported three cysts detected by MRI and suggested that osteointegration

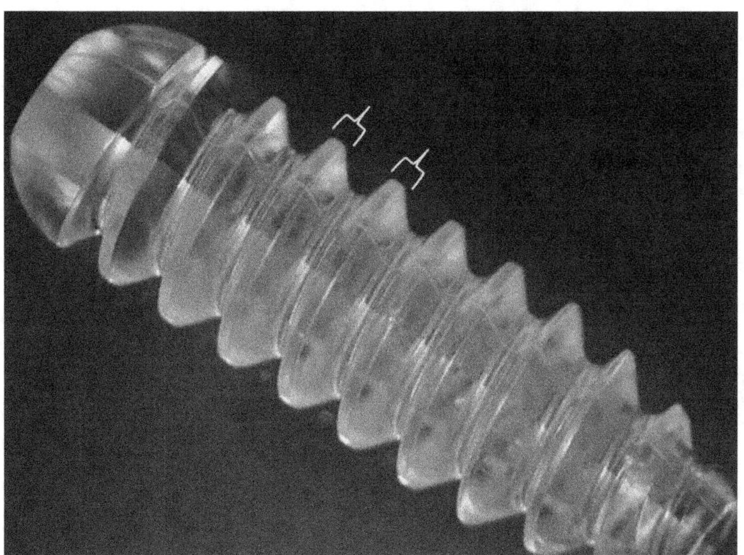

Figure 1

Slight amplification of PLLA screw (Arthrex, Naples, FL) removed after one year of implantation. No major structural differences were observed. The most noticeable effect is the blunting of the original sharpness of the screw crest (yellow brackets).

would only be achieved three years after implantation. However, no clinical complications derived from the implant were reported.

Polylactide carbonate (PLC) screws combine poly-DL-lactide-co-glycolide (an amorphous polymer), and calcium carbonate, acting as a neutralizing and osteoinductive agent.[16,30] Thiswas the component used in the Calaxo screw (Smith and Nephew, Andover, MA) that received so much widespread publicity. Konan *et al.*[16] reported that, in contrast to the predictable degradation ratio and osteoinductive properties reported in the ovine model,[30] their clinical series registered high rates of complications. In their series, 39% of patients using PLC had significant complications, including synovitis in 15% and prominent tibial swelling in 34%. The authors concluded that "the unpredictable screw degradation and the reaction to it can lead to serious clinical consequences", underlining the need for monitoring the clinical application of any new material.

During the nineties, copolymers of polyglycolic acid/poly-lactic acid (PGA/PLA) were also tested and found to be associated with significant articular effusion.[12.31] Tunnel widening was reported by Lajtai *et al.*[32] to be greater on the femoral than the tibial side. However, pre-tibial drainage and material breakage were also reported.[12]

Biocomposite materials made from the aforementioned polymers and osteoconductive materials, such as calcium phosphates, hydroxyapatite

(HAp) and other brushites, have also been used in ACL repair.[33,34] The addition of inorganic fillers similar to those in bone was expected to improve not only mechanical performance but also osteointegration with the biological tissue.

Several attempts have been made to improve the profile and clinical results of polymer-based interference screws. However, follow-up in all related studies is short and clinical experience is still limited.

Järvelä et al.[35] compared hamstring ACL repair in three groups enrolling 77 patients: single bundle with bioabsorbable screw; double bundle with bioabsorbable screw and single bundle with metallic screw. At two years follow-up, no adverse reactions to poly-L-lactide D-lactide–Tca screws were reported.

At least one case of tibial cyst following the use of PLDLLA/TCP interference screws has been reported in literature.[36] So, despite the theoretical improvement derived from this combination, biological adverse reactions cannot be claimed to be absent.

PLDLLA/TCP scaffolds have also been developed for bone tissue engineering,[37] but there is still a long way to go. PLDLLA/HAp composite screws (Bio-RCI-HAp; Smith & Nephew, Andover, MA) have been reported to be clearly visible 24 months after ACL reconstruction.[38] These findings are in accordance with the two clinical cases shown in Figures 1 and 4. Despite the theoretical rationale and pre-clinical findings, the practical clinical effect of the combination of osteoinductive components must be questioned. Notwithstanding, Robinson et al.[39], in a retrospective study comparing PLLA screws with and without HAp, proposed that combination with HAp might reduce the phenomenon of tunnel enlargement.

Most of the problems observed in the clinic are intimately related to the process of polymer resorption, which greatly depends on type, crystallinity, size and geometry, molecular weight, and surface properties of the polymer used to manufacture the implant.[34] However, resorption of synthetic polymers usually depends on a process of hydrolysis, *i.e.* there is water uptake by the polymer, which leads to a non-specific chain scission and a decrease in molecular weight. This is followed by a decrease in the mechanical properties of the implant, which then can break and cause formation of particles of different sizes that can be taken up by the cells of immune system. Foreign body reactions and ultimately fibrous encapsulation of the implant can consequently take place.[2] Simultaneously, the degradation products (e.g., glycine and lactic acid) resulting from the process of hydrolysis can be metabolized and excreted, but some complications can arise as a consequence of the acidification of the surrounding implantation site.[33] The different biological and chemical reactions occurring as a consequence of the implantation are so complex that it is difficult to identify the etiology of the complications.

3 Clinical experience

3.1 Complications of anterior cruciate ligament (ACL) surgery related to biomaterials used in fixation devices

There are no differences in clinical outcome between metal and bioabsorbable screws.[3,10] However, episodes of joint effusion are more frequent when using bioabsorbable screws.[10] Similarly, the use of bioabsorbable cross-pins for femoral fixation have also been associated with intraoperative and postoperative complications, ranging from lateral pin slip and tunnel widening to implant protrusion and breakage of bioabsorbable cross-pins.[40,41] Iliotibial band friction syndrome secondary to such implants[42] has also been documented and usually can be solved after implant removal.

The obvious advantages of bioabsorbable implants include absence of interference with subsequent MRI studies and, in case of revision surgery, it might facilitate the procedure (e.g. it is possible to overdrill).[7]

Despite the considerable efforts of industry in the development and promotion of bioabsorbable implants, scientific knowledge concerning their biologic behavior in human clinical use is still limited.

In a recent systematic review,[2] it was reported that most studies involve the use of PLLA-based screws and one PLLA/PLGA-based screw. The low number of reported cases and scant information limited further statistical analysis. However, migration in both the tibia (n=8) and the femur (n=1) was reported in a period ranging from 3 to 22 months postoperatively. The data were unclear in one study. Hamstring grafts were used in eight cases, one used patellar tendon (PT), one posterior tibialis and another Achilles allografts. Four papers reported the migration of an integral ("intact") screw at three, six, seven and twelve months after the original operation. Limited and inconsistent information about tunnel and bioabsorbable screw sizes was provided. From our own experience, three more related-to-topic cases have been reported: one associated with a tibial PLLA-HAp screw that could be removed intact twelve months after implantation; a second related to intra-articular migration of a PLLA femoral screw at twelve months; and another which involved partial intra-articular migration of a PLLA-HAp femoral screw.[2] Patellar tendon (PT) graft was used in all these cases.

More recently, another patient (a 38-year-old man) was treated for late tibial migration, 18 months after surgery (ACL repair with quadruple hamstrings). In this case, the screw was made of a composite blend of 40% PLDLA and 60% beta tri-calcium phosphate (TCP). The graft and tunnel were 8 mm in diameter and the screw was oversized by 1 mm (9 × 30 mm screw). Despite favorable outcome and return to sporting activity, the patient started to experience pain and local swelling on palpation of the proximal tibia at the site of the tibial tunnel operative scar, for no obvious reason. Within one

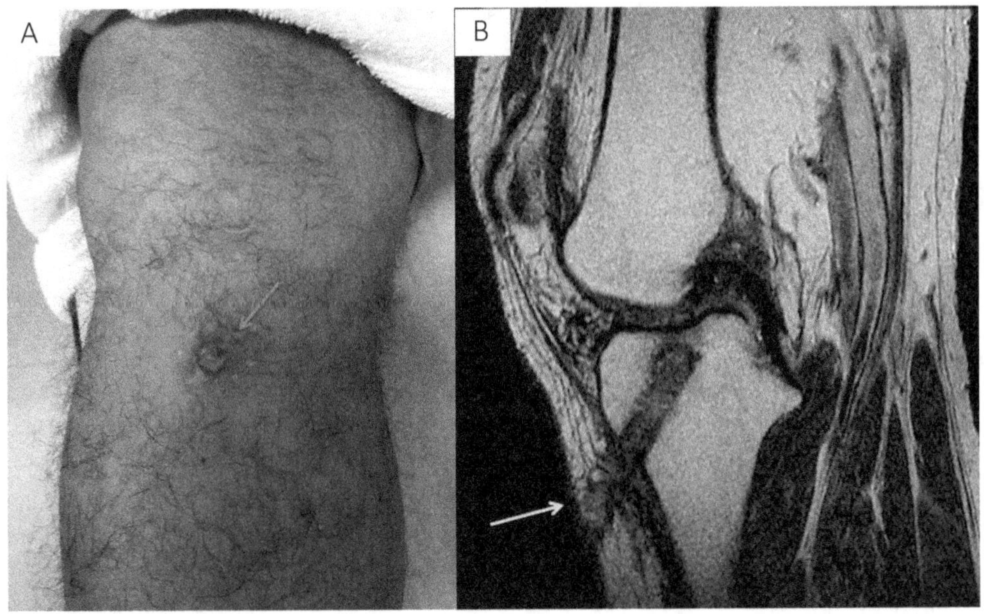

Figure 2
Late (18 months) migration of composite screw (40% PLDLA and 60% beta-TCP) with skin lesion (A – blue arrow) and MRI confirmation (B – yellow arrow).

month, the patient developed a skin lesion (Figure 2) with greyish content and small granules that were hard on palpation. The subject was operated and screw remnants in the form of a paste mixed with hard granules were removed (Figure 3). The graft was fully integrated and joint stability could be confirmed when the patient was anesthetized, so only cleaning of remnants

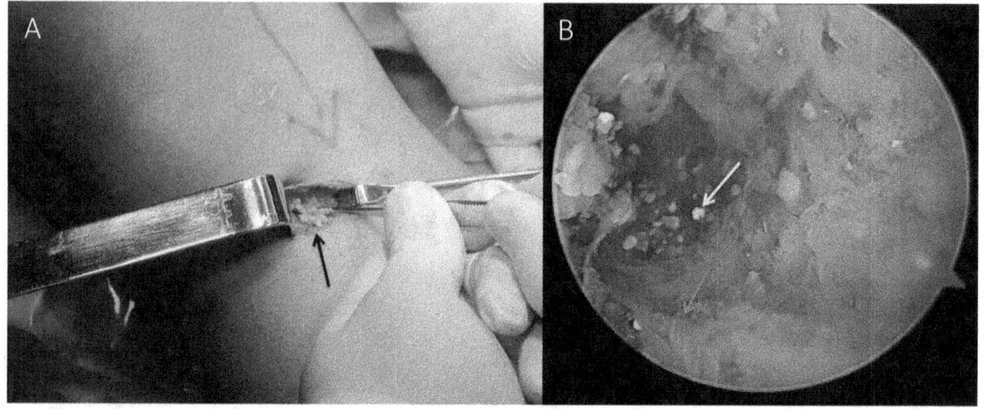

Figure 3

Intraoperative images. Whitish-grey, toothpaste appearance of screw remnants (A – black arrow); osteoscopy view (B) inside tibial tunnel confirming graft integration (blue arrow) and existence of composite granules, hard on palpation (yellow arrow).

was performed. No further complaints were reported in the twelve months after the cleaning. The patient resumed his previous activities within one month after the intervention. On histology, hematoxylin and eosin (H & E) staining showed large granules of PLLA material and increased mononuclear cell activity (Figure 4).

Although some studies favor composite screws, stating lower predisposition to inflammatory response, in this case we found that such an

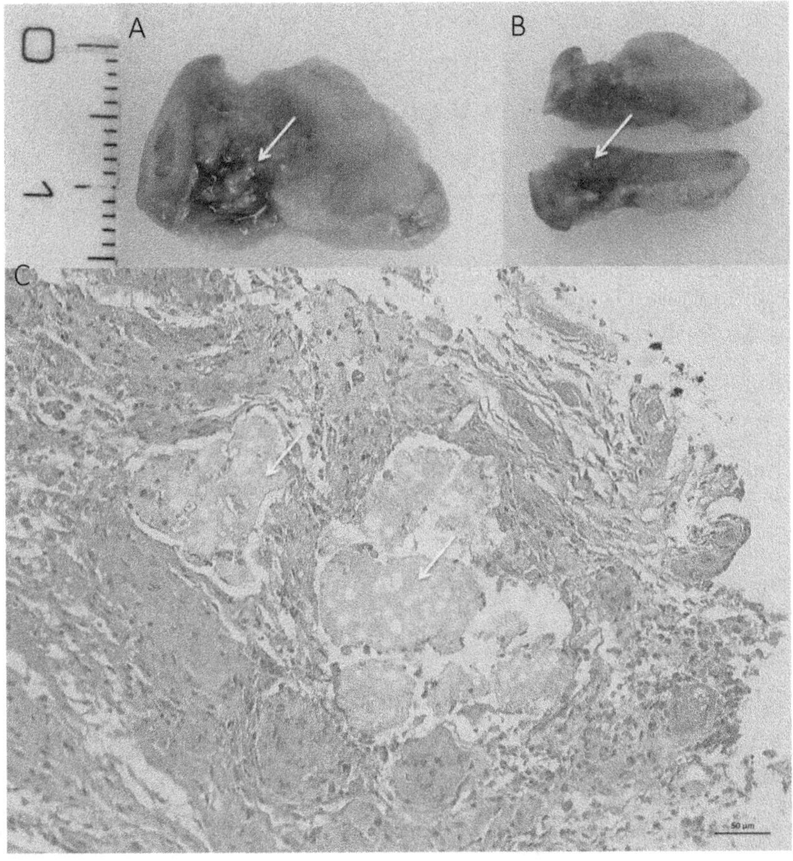

Figure 4

En bloque removal from skin to bone of the tissue encompassing screw remnants (A); cut in two halves for histological analysis with 2-D control of localization (B); Hematoxylin and eosin (H&E) staining showing granules of screw remnants (yellow arrows).

adverse reaction can occur even at a later stage.[34,43] Increased amounts of TCP have been shown to stimulate the proliferation of osteogenous cells.[34] TCP reportedly buffers the pH near poly(lactic acid)-poly(glycolic acid) implants undergone degradation, and this pH buffering causes less toxicity.[44,45] HAp can also buffer the acidic breakdown products of PLLA.[33]

Likewise all polymers, screw breakage during insertion can also be a problem for biocomposite implants. Moreover, as our case demonstrates, late migration and foreign-body inflammatory reaction also remain a possibility.

3.2 Complications of MPFL repair related to biomaterials used infixation devices

Interest in MPFL repair has been increasing in recent years.[46] Several techniques involve the use of biomaterials anchored by interference screws or other devices.[47] The possibility of late onset pain related to the use of such implants must be acknowledged and late screw migration might also be observed (Figure 5).

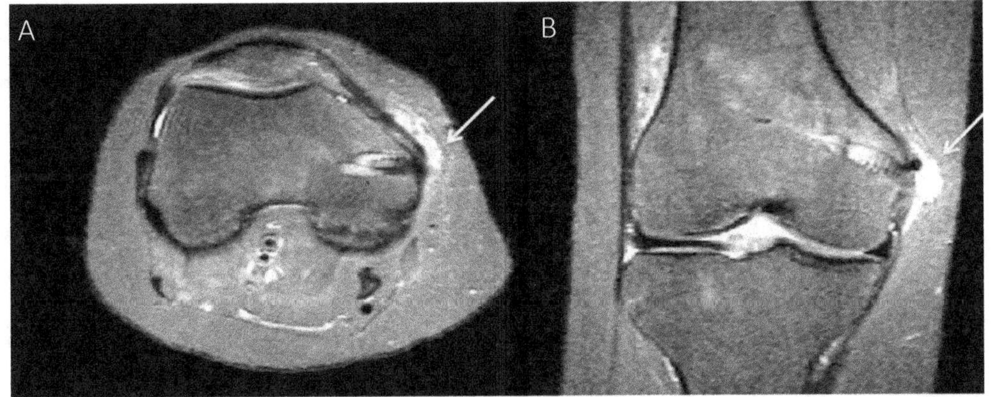

Figure 5

Axial (A) and frontal MRI (B) showing swelling and femoral screw migration after MPFL reconstruction (yellow arrows).

3.3 Complications of meniscus repair related to biomaterials used in fixation devices

Meniscus injuries are one of the most frequent causes for orthopedic surgery and meniscus repair is a growing trend.[48]

Several attempts have been made to use bioabsorbable implants (screws, arrows, anchors) for meniscus preservation and repair.[15,31]

Meniscus screws and arrows have been developed with the aim of achieving effective fixation while avoiding knot-tying and the need for additional sutures, and reducing surgical time.[15] Their bioabsorbable profile would obviate the need for implant removal and prevent secondary joint damage.

Despite the favorable clinical outcome reported for some series, and some problems related to mechanical stability of the achieved repair, the bioabsorbable implants have been associated with different problems, including local inflammatory response, delayed degradation and secondary cartilage damage.[31,49]

The resorption pattern is unpredictable, and some implants persist longer than 32 months,[49] while *in situ* PLLA crystals have even been observed up to 5.7 years after implantation.[50]

4 Discussion

Irregular resorption and/or migration patterns are possible complications of bioabsorbable orthopedic implants.[2] Complications might include implant breakage, tunnel enlargement, allergic or foreign body reactions, cyst or abscess formation or delayed migration.

The clinical presentation of bioabsorbable material-related complications ranges from asymptomatic situations to mimicking meniscus injuries,[22,26] pain and swelling,[27,51-54] mechanical complaints,[23,27] wound dehiscence[25] or palpable masses.[25,54]

The authors have identified thirteen cases from literature and clinical practice related to migration of interference screws from ACL repair alone. An understanding of the basis of this phenomenon could help explain several other findings, such as cyst formation.[26,27,52] Most probably, many more cases exist but remain unreported. If indications are broadened to meniscal or peripheral ligament repair the number of affected patients will surely increase.

These pitfalls are frequently reported in studies involving implantation of PLLA-based implants, most probably because PLLA is the substance most frequently used in orthopedic sports medicine.[3,10,21]

Surgeons and researchers tend to be more predisposed to publishing positive results from innovative techniques than their inherent complications. It is possible that more information related to such problems exist but the data are not shared or made available to the scientific community. This would be a serious obstacle in the development of new and superior biomaterials for orthopedic procedures.

Basic knowledge of biophysical properties and possible biologic reactions of the materials used in manufacturing of such implants is mandatory for orthopedic surgeons.

5 Conclusions

Bioabsorbable implants present attractive advantages; however, the main possible handicaps, including potential adverse biological responses, late migration or foreign body reaction, must also be considered and discussed with patients. Currently, knowledge of the biological and chemical reactions occurring after the implantation of bioabsorbable screws is limited. It is not easy to extrapolate the findings of *in vitro* or *in vivo* animal model studies to what will happen in the clinical setting within the human body. Clinical studies involving new biomaterials should be performed under research conditions following well-designed protocols, before widespread usage can be recommended.

References

1. Garrett WEJ, Swiontkowski MF, Weinstein JN, Callaghan J, Rosier RN, Berry DJ, *et al.* American Board of Orthopaedic Surgery Practice of the Orthopaedic Surgeon: Part-II, certification examination case mix. J Bone Joint Surg Am. 2006; 88: 660-7.

2.	Pereira H, Correlo VM, Silva-Correia J, Oliveira JM, Reis RL, Espregueira-Mendes J. Migration of "bioabsorbable" screws in ACL repair. How much do we know? A systematic review. Knee Surg Sports Traumatol Arthrosc. 2013; 21: 986-94.

3.	Emond CE, Woelber EB, Kurd SK, Ciccotti MG, Cohen SB. A comparison of the results of anterior cruciate ligament reconstruction using bioabsorbable versus metal interference screws: a meta-analysis. J Bone Joint Surg Am. 2011; 93: 572-80.

4.	Halewood C, Hirschmann MT, Newman S, Hleihil J, Chaimski G, Amis AA. The fixation strength of a novel ACL soft-tissue graft fixation device compared with conventional interference screws: a biomechanical study in vitro. Knee Surg Sports Traumatol Arthrosc. 2011; 19: 559-67.

5.	Moisala AS, Jarvela T, Paakkala A, Paakkala T, Kannus P, Jarvinen M. Comparison of the bioabsorbable and metal screw fixation after ACL reconstruction with a hamstring autograft in MRI and clinical outcome: a prospective randomized study. Knee Surg Sports Traumatol Arthrosc. 2008; 16: 1080-6.

6.	Drogset JO, Straume LG, Bjorkmo I, Myhr G. A prospective randomized study of ACL-reconstructions using bone-patellar tendon-bone grafts fixed with bioabsorbable or metal interference screws. Knee Surg Sports Traumatol Arthrosc. 2011; 19: 753-9.

7.	Pereira H, Sevivas N, Pereira R, Monteiro A, Sampaio R, Oliveira JM, *et al.* Revision of ACL repair – Systematic approach from Porto' School. In: Siebold R, Dejour D, Zaffagnini S, editors. Anterior cruciate ligament reconstruction: a practical surgical guide. New York: Springer; 2014. p. 367-86.

8.	Antunes JC, Oliveira JM, Reis RL, Soria JM, Gomez-Ribelles JL, Mano JF. Novel poly(L-lactic acid)/hyaluronic acid macroporous hybrid scaffolds: characterization and assessment of cytotoxicity. J Biomed Mater Res A. 2010; 94: 856-69.

9.	Piltz S, Strunk P, Meyer L, Plitz W, Lob G. Fixation strength of a novel bioabsorbable expansion bolt for patellar tendon bone graft fixation: an experimental study in calf tibial bone. Knee Surg Sports Traumatol Arthrosc. 2004; 12: 376-83.

10.	Shen C, Jiang SD, Jiang LS, Dai LY. Bioabsorbable versus metallic interference screw fixation in anterior cruciate ligament reconstruction: a meta-analysis of randomized controlled trials. Arthroscopy. 2010; 26: 705-13.

11.	Asik M, Atalar AC. Failed resorption of bioabsorbable meniscus repair devices. Knee Surg Sports Traumatol Arthrosc. 2002; 10: 300-04.

12.	Kontakis GM, Pagkalos JE, Tosounidis TI, Melissas J, Katonis P. Bioabsorbable materials in orthopaedics. Acta Orthop Belg. 2007; 73: 159-69.

13. Fink C, Benedetto KP, Hackl W, Hoser C, Freund MC, Rieger M. Bioabsorbable polyglyconate interference screw fixation in anterior cruciate ligament reconstruction: a prospective computed tomography-controlled study. Arthroscopy. 2000; 16: 491-8.

14. Bach FD, Carlier RY, Elis JB, Mompoint DM, Feydy A, Judet O, *et al.* Anterior cruciate ligament reconstruction with bioabsorbable polyglycolic acid interference screws: MR imaging follow-up. Radiology. 2002; 225: 541-50.

15. Tsai AM, McAllister DR, Chow S, Young CR, Hame SL. Results of meniscal repair using a bioabsorbable screw. Arthroscopy. 2004; 20: 586-90.

16. Konan S, Haddad FS. The unpredictable material properties of bioabsorbable PLC interference screws and their adverse effects in ACL reconstruction surgery. Knee Surg Sports Traumatol Arthrosc. 2009; 17: 293-7.

17. Södergård A, Stolt M. Properties of lactic acid based polymers and their correlation with composition. Prog Polym Sci. 2002; 27: 1123-63.

18. Middelton JC, Tipton AJ. Synthetic biodegradable polymers as orthopedic devices. Biomaterials. 2000; 21: 2335-46.

19. Drogset JO, Grontvedt T, Myhr G. Magnetic resonance imaging analysis of bio-

absorbable interference screws used for fixation of bone-patellar tendon-bone autografts in endoscopic reconstruction of the anterior cruciate ligament. Am J Sports Med. 2006; 34: 1164-9.

20. Maletis GB, Cameron SL, Tengan JJ, Burchette RJ. A prospective randomized study of anterior cruciate ligament reconstruction: a comparison of patellar tendon and quadruple-strand semitendinosus/gracilis tendons fixed with bioabsorbable interference screws. Am J Sports Med. 2007; 35: 384-94.

21. Konan S, Haddad FS. A clinical review of bioabsorbable interference screws and their adverse effects in anterior cruciate ligament reconstruction surgery. Knee. 2009; 16: 6-13.

22. Bottoni CR, Deberardino TM, Fester EW, Mitchell D, Penrod BJ. An intra-articular bioabsorbable interference screw mimicking an acute meniscal tear 8 months after an anterior cruciate ligament reconstruction. Arthroscopy. 2000; 16: 395-8.

23. Werner A, Wild A, Ilg A, Krauspe R. Secondary intra-articular dislocation of a broken bioabsorbable interference screw after anterior cruciate ligament reconstruction. Knee Surg Sports Traumatol Arthrosc. 2002; 10: 30-2.

24. Sassmannshausen G, Sukay M, Mair SD. Broken or dislodged poly-L-lactic acid bioabsorbable tacks in patients

after SLAP lesion surgery. Arthroscopy. 2006; 22: 615-9.

25. Sassmannshausen G, Carr CF. Transcutaneous migration of a tibial bioabsorbable interference screw after anterior cruciate ligament reconstruction. Arthroscopy. 2003; 19: E133-6.

26. Macdonald P, Arneja S. Biodegradable screw presents as a loose intra-articular body after anterior cruciate ligament reconstruction. Arthroscopy. 2003; 19: E22-4.

27. Lembeck B, Wulker N. Severe cartilage damage by broken poly-L-lactic acid (PLLA) interference screw after ACL reconstruction. Knee Surg Sports Traumatol Arthrosc. 2005; 13: 283-6.

28. Martinek V, Friederich NF. Tibial and pretibial cyst formation after anterior cruciate ligament reconstruction with bioabsorbable interference screw fixation. Arthroscopy. 1999; 15: 317-20.

29. Macarini L, Murrone M, Marini S, Mocci A, Ettorre GC. MRI in ACL reconstructive surgery with PDLLA bioabsorbable interference screws: evaluation of degradation and osteointegration processes of bioabsorbable screws. Radiol Med. 2004; 107: 47-57.

30. Walsh WR, Cotton NJ, Stephens P, Brunelle JE, Langdown A, Auld J, *et al.* Comparison of poly-L-lactide and poly-lactide carbonate interference screws in an ovine anterior cruciate ligament

reconstruction model. Arthroscopy. 2007; 23: 757-65.

31. Jarvela S, Sihvonen R, Sirkeoja H, Jarvela T. All-inside meniscal repair with bioabsorbable meniscal screws or with bioabsorbable meniscus arrows: a prospective, randomized clinical study with 2-year results. Am J Sports Med. 2010; 38: 2211-7.

32. Lajtai G, Noszian I, Humer K, Unger F, Aitzetmuller G, Orthner E. Serial magnetic resonance imaging evaluation of operative site after fixation of patellar tendon graft with bioabsorbable interference screws in anterior cruciate ligament reconstruction. Arthroscopy. 1999; 15: 709-18.

33. Hile DD, Doherty SA, Trantolo DJ. Prediction of resorption rates for composite polylactide/hydroxylapatite internal fixation devices based on initial degradation profiles. J Biomed Mater Res B Appl Biomater. 2004; 71: 201-5.

34. Suchenski M, McCarthy MB, Chowaniec D, Hansen D, McKinnon W, Apostolakos J, *et al.* Material properties and composition of soft-tissue fixation. Arthroscopy. 2010; 26: 821-31.

35. Jarvela T, Moisala AS, Sihvonen R, Jarvela S, Kannus P, Jarvinen M. Double-bundle anterior cruciate ligament reconstruction using hamstring autografts and bioabsorbable interference screw fixation: prospective, ran-

domized, clinical study with 2-year results. Am J Sports Med. 2008; 36: 290-7.

36. Malhan K, Kumar A, Rees D. Tibial cyst formation after anterior cruciate ligament reconstruction using a new bioabsorbable screw. Knee. 2002; 9: 73-5.

37. Lam CXF, Olkowski R, Swieszkowski W, Tan KC, Gibson I, Hutmacher DW. Mechanical and in vitro evaluations of composite PLDLLA/TCP scaffolds for bone engineering. Virtual Phys Prototyping. 2008; 3: 193-7.

38. Tecklenburg K, Burkart P, Hoser C, Rieger M, Fink C. Prospective evaluation of patellar tendon graft fixation in anterior cruciate ligament reconstruction comparing composite bioabsorbable and allograft interference screws. Arthroscopy. 2006; 22: 993-9.

39. Robinson J, Huber C, Jaraj P, Colombet P, Allard M, Meyer P. Reduced bone tunnel enlargement post hamstring ACL reconstruction with poly-L-lactic acid/hydroxyapatite bioabsorbable screws. Knee. 2006; 13: 127-31.

40. Ahn JH, Lee SA, Choi SH, Wang JH, Yoo JC, Lee SS, *et al*. Femoral cross-pin breakage and its effects on the results of anterior cruciate ligament reconstruction using a hamstring autograft. Arthroscopy. 2012; 28: 1826-32.

41. Han I, Kim YH, Yoo JH, Seong SC, Kim TK. Broken bioabsorbable femoral cross-pin after anterior cruciate ligament reconstruction with hamstring tendon graft: a case report. Am J Sports Med. 2005; 33: 1742-5.

42. Pelfort X, Monllau JC, Puig L, Caceres E. Iliotibial band friction syndrome after anterior cruciate ligament reconstruction using the transfix device: report of two cases and review of the literature. Knee Surg Sports Traumatol Arthrosc. 2006; 14: 586-9.

43. Hunt JA, Callaghan JT. Polymer-hydroxyapatite composite versus polymer interference screws in anterior cruciate ligament reconstruction in a large animal model. Knee Surg Sports Traumatol Arthrosc. 2008; 16: 655-60.

44. Agrawal CM, Athanasiou KA. Technique to control pH in vicinity of biodegrading PLA-PGA implants. J Biomed Mater Res. 1997; 38: 105-14.

45. Taylor MS, Daniels AU, Andriano KP, Heller J. Six bioabsorbable polymers: in vitro acute toxicity of accumulated degradation products. J Appl Biomater. 1994; 5: 151-7.

46. Shah JN, Howard JS, Flanigan DC, Brophy RH, Carey JL, Lattermann C. A systematic review of complications and failures associated with medial patellofemoral ligament reconstruction for recurrent patellar dislocation. Am J Sports Med. 2012; 40: 1916-23.

47. Camp CL, Krych AJ, Dahm DL, Levy BA, Stuart MJ. Medial patellofemoral ligament repair for recurrent patellar dislocation. Am J Sports Med. 2010; 38: 2248-54.

48. Pereira H, Frias AM, Oliveira JM, Espregueira-Mendes J, Reis RL. Tissue engineering and regenerative medicine strategies in meniscus lesions. Arthroscopy. 2011; 27: 1706-19.

49. Willcox N, Roberts S. Delayed biodegradation of a meniscal screw. Arthroscopy. 2004; 20 (Suppl 2): 20-2.

50. Weiler A, Hoffmann RF, Stahelin AC, Helling HJ, Sudkamp NP. Biodegradable implants in sports medicine: the biological base. Arthroscopy. 2000; 16: 305-21.

51. Shafer BL, Simonian PT. Broken poly-L-lactic acid interference screw after ligament reconstruction. Arthroscopy. 2002; 18: E35.

52. Krappel FA, Bauer E, Harland U. The migration of a BioScrew as a differential diagnosis of knee pain, locking after ACL reconstruction: a report of two cases. Arch Orthop Trauma Surg. 2006; 126: 615-20.

53. Sharma V, Curtis C, Micheli L. Extra-articular extraosseous migration of a bioabsorbable femoral interference screw after ACL reconstruction. Orthopedics. 2008; 31.

54. Hall MP, Hergan DM, Sherman OH. Early fracture of a bioabsorbable tibial interference screw after ACL reconstruction with subsequent chondral injury. Orthopedics. 2009; 32: 208.

Capítulo 3

Fracaso de la reconstrucción del ligamento cruzado anterior. Cómo lo soluciono

A. Espejo Baena

Hospital Universitario Virgen de la Victoria, Málaga, España
Clínica Espejo, Málaga, España
Hospital Vithas Parque San Antonio, Málaga, España

A. Espejo Reina

Clínica Espejo, Málaga, España
Hospital Vithas Parque San Antonio, Málaga, España

Dirección para correspondencia
Dr. Alejandro Espejo Baena
aespejob@gmail.com

Introducción

La incidencia anual de reconstrucción de ligamento cruzado anterior (LCA) es de 34 por 100.000 ciudadanos, y asciende a 85 por 100.000 en el grupo de edad de mayor riesgo (entre los 16 y los 39 años),[1] resultando en más de 250.000 reconstrucciones de LCA al año entre Europa y los Estados Unidos.[2]

Aunque no se conoce con exactitud el porcentaje de fracasos de la reconstrucción primaria, en un artículo[3] se han comunicado los resultados de una encuesta realizada a doce líderes mundiales en cirugía del LCA, y dicho porcentaje es del 6,2 %, definiéndose el fracaso como sensación de inestabilidad, laxitud en la exploración clínica, necesidad de cirugía de revisión o rotura evidente en la resonancia magnética (RM). El índice de revisión sobre una reconstrucción primaria de LCA oscila entre el 5 % y el 25 %, dependiendo de los autores consultados.[4-6]

En general, se recurre a la cirugía de revisión ante la demanda de los pacientes, en especial de aquellos que quieren retornar al nivel de actividad previo a la lesión, o al menos mejorar el actual. Sin embargo, hay que tener en cuenta que la cirugía de revisión no produce el mismo grado de mejora en la laxitud y los resultados subjetivos que la reconstrucción primaria, como se ha demostrado en diversos estudios.[7,8] Además, tras la cirugía de revisión se aprecia un mayor grado de artrosis.[9] Por ello, para realizar la revisión hay que tener en cuenta una serie de factores con el objeto de llevarla a cabo en las mejores condiciones. En el presente capítulo se comentan algunos aspectos técnicos de la cirugía de revisión y se presenta un caso clínico que se resolvió satisfactoriamente.

1 Caso clínico

Varón de 29 años de edad que 5 años antes, por un traumatismo mientras jugaba al fútbol, sufrió rotura del LCA, de ambos meniscos y lesión condral en el cóndilo interno de la rodilla izquierda, por lo que fue sometido a reconstrucción del LCA mediante ligamentoplastia con tendones isquiotibiales con técnica de doble túnel en la tibia y el fémur, así como a meniscectomía parcial de ambos meniscos y microfracturas en el cóndilo femoral interno.

El postoperatorio transcurrió con normalidad. A los 9 meses de la cirugía había vuelto a su nivel deportivo prelesional (fútbol recreativo). A los 5 años y medio de la intervención el paciente volvió a la consulta con dolor y sensación de inestabilidad por nuevo traumatismo 6 meses antes sobre la rodilla intervenida, también mientras jugaba al fútbol.

En la exploración, tenía el balance articular completo y conservaba la fuerza muscular. Las pruebas de cajón anterior y Lachman resultaron positivas, mientras que la de *pivot shift* resultó negativa.

En las radiografías convencionales se apreciaban ambos túneles tibiales en buena posición, mientras que los femorales no se distinguían adecuadamente. Asimismo, presentaba aplanamiento del cóndilo femoral interno. Además, tenía una grapa metálica en la tibia utilizada en la cirugía primaria como refuerzo en la fijación del injerto.

El LCA estaba ausente en la RM y se apreciaba la tibia subluxada anteriormente. Además, se observaba un ligero ensanchamiento del túnel posterolateral del fémur. En la tibia podía apreciarse una aparente confluencia de los túneles en posición aceptable (véase la figura 1).

Ante esta situación se decidió cirugía de revisión en un tiempo utilizando injerto de tendón cuadricipital autólogo con pastilla ósea de rótula. Se realizó mediante artroscopia, con el miembro sobre un sujetador de muslo, con manguito de isquemia y la rodilla en 90° de flexión. Se utilizó un portal anterior de visión y otro anteromedial para el instrumental.

En primer lugar se realizó una valoración artroscópica de las lesiones. En el compartimento interno se encontró la meniscectomía parcial con restos meniscales en buena situación, y la lesión osteocondral del cóndilo interno bien recubierta de fibrocartílago. En el compartimento externo se encontró la meniscectomía parcial con restos meniscales deshilachados, que fueron regularizados. Se descubrió una pequeña condropatía superficial

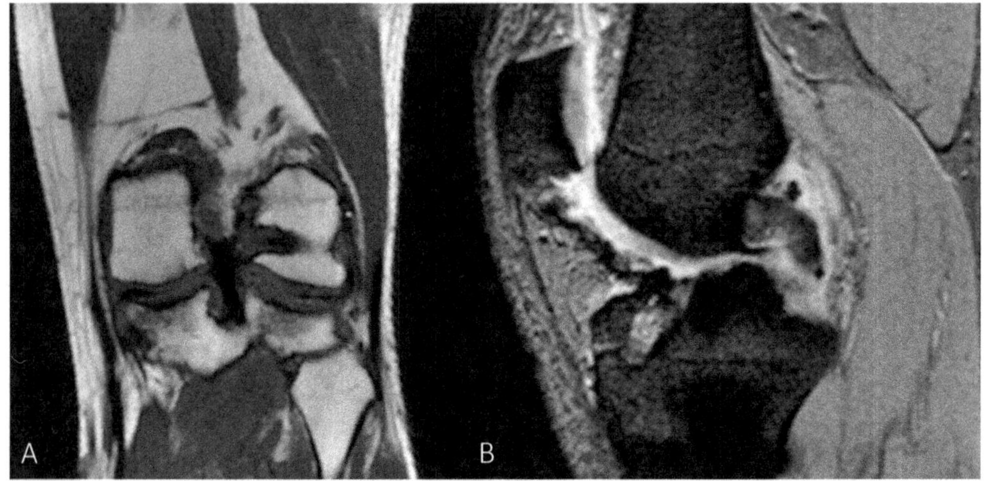

Figura 1

A) Corte coronal de RM en el que se aprecia un ensanchamiento del túnel posterolateral primario. B) Corte sagital de RM en el que se aprecia una posición aceptable del túnel tibial.

en el cóndilo externo, sobre la que no se actuó. En la escotadura intercondílea se confirmó la ausencia prácticamente total del injerto primario, con algunos restos de ambos fascículos en la cara interna del cóndilo externo. En la tibia se encontró una hendidura entre ambas espinas tibiales. Tras la limpieza de la pared del cóndilo externo se descubrió un túnel posterolateral aumentado de tamaño, mientras que prácticamente no se apreciaba el anteromedial.

Seguidamente se procedió a la extracción del injerto, en la que se obtuvo una plastia de tendón cuadricipital con una pastilla ósea de rótula de 2,5 cm y una longitud total de 14 cm. El diámetro fue de 10 mm. Se colocaron hilos de tracción en ambos extremos del injerto (véase la figura 2).

Posteriormente se realizaron los túneles de 10 mm con una técnica fuera-dentro, tanto en la tibia como en el fémur; en la tibia, en situación anató-

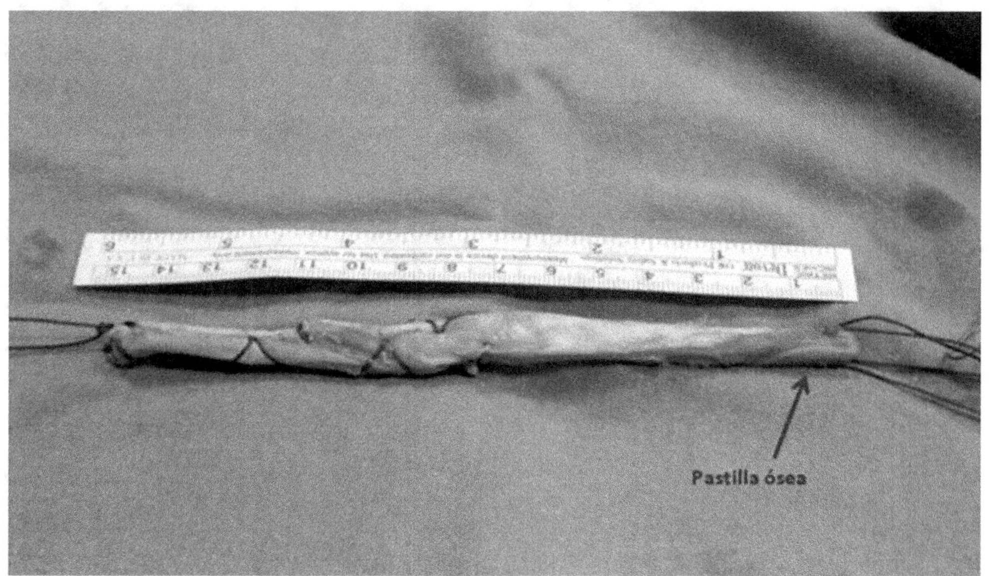

Figura 2

Plastia de tendón cuadricipital con pastilla ósea preparada con hilos de tracción.

mica, tomando como referencia la raíz anterior del menisco externo, y en el fémur, también en posición anatómica, ligeramente más proximal para alejarlo del túnel posterolateral, comprobando que no quedara ninguna comunicación del nuevo túnel con el antiguo posterolateral (véase la figura 3).

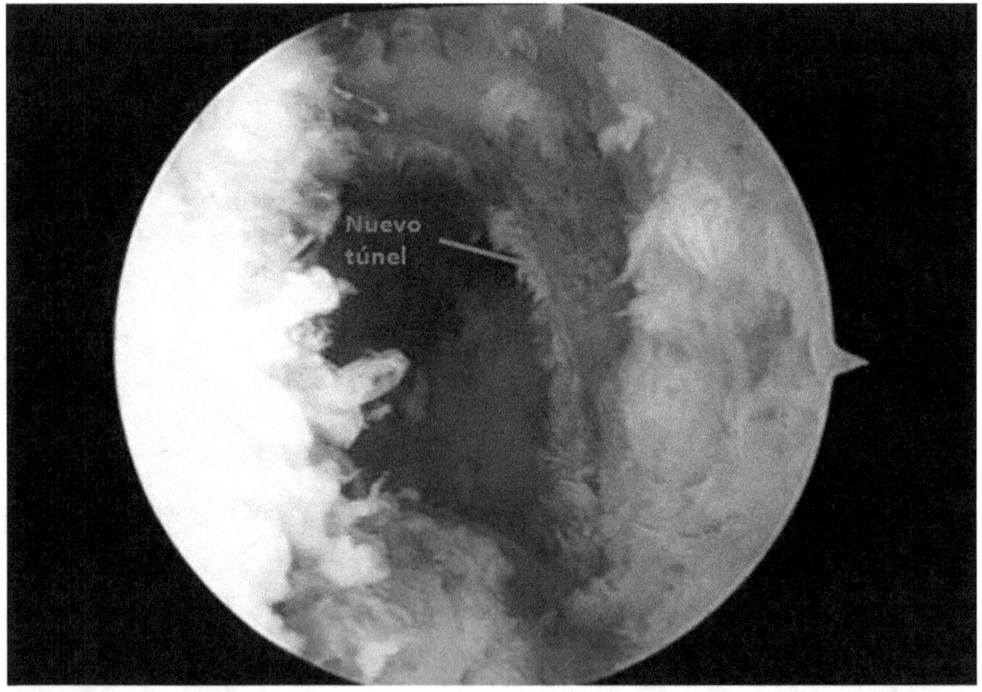

Figura 3

Imagen artroscópica desde el portal transtendinoso. Se ve la cara interna del cóndilo femoral externo con un nuevo túnel en posición anatómica, ligeramente proximal.

Además, se procuró realizar el nuevo túnel con un ángulo menor respecto a la diáfisis femoral, divergente al posterolateral primario, para alejarlo aún más en la cara externa del cóndilo.

Se pasó el injerto en sentido caudocraneal traccionando de los hilos colocados al efecto, y la pastilla ósea quedó en el túnel tibial. La fijación se realizó con un tornillo interferencial de 9 × 28 mm sobre la pastilla ósea en la tibia y otro de 11 × 35 mm en el túnel femoral directamente sobre el injerto tendinoso.

El paciente fue dado de alta a las 24 horas de la intervención, comenzando ejercicios isométricos y movilización activa muy suave hasta las 2 semanas, momento en que, tras la retirada de los puntos de sutura de la piel, comenzó el trabajo con fisioterapeuta con un protocolo similar al de la cirugía primaria. Se mantuvo la marcha con bastones durante 4 semanas.

2   Definición del problema

El fracaso tras la reconstrucción del LCA puede definirse como la situación de nueva rotura o de insuficiencia de la plastia primaria. Esto puede establecerse con criterios subjetivos (como dolor o sensación de inestabilidad) u objetivos (disminución de la movilidad, sobre todo déficit de extensión mayor de 10°, o laxitud valorada mediante test de Lachman, *pivot shift* o artrómetro).[3,10]

El fracaso puede producirse de forma precoz (antes de los 6 meses desde la reconstrucción primaria), cuyas causas más frecuentes son un error técnico quirúrgico, un fallo en la incorporación del injerto, un error diagnóstico, una incorrecta o demasiado agresiva rehabilitación o un retorno prematuro a la actividad deportiva. Cuando el fracaso se produce de forma tardía (después de 1 año desde la reconstrucción primaria), la causa más frecuente es un nuevo traumatismo.[11]

En un estudio del grupo MARS con 460 pacientes sometidos a revisión[12] se encontró que las causas del fracaso de la cirugía primaria fueron traumáticas (32 %), técnicas (24 %, la mayoría por una mala posición del túnel femoral), biológicas (7 %), por combinación de más de una (37 %) e infecciones (<1 %). Por otra parte, en otro estudio con 122 casos de revisión[13] se comprobó que, en el 88 % de los casos, la situación del túnel femoral era no anatómica. Sin embargo, se sabe que muchos injertos colocados en una posición no anatómica sobreviven.

El error técnico es la causa de fallo que podría evitarse más fácilmente. Lo más frecuente es la mala posición de los túneles, en general más distal y anterior o más vertical en el fémur (véase la figura 4), o demasiado anterior o posterior en la tibia, lo que puede dar lugar a pérdida de movilidad, pinzamiento del injerto, estiramiento o laxitud de este, dependiendo del grado de flexoextensión.

Otro punto débil puede ser la fijación del injerto, en especial en la tibia, donde la densidad ósea es menor.[14,15] Esto ha hecho que incluso se haya propuesto invertir la fijación del injerto.[16] Además, la línea de fuerza del injerto está direc-

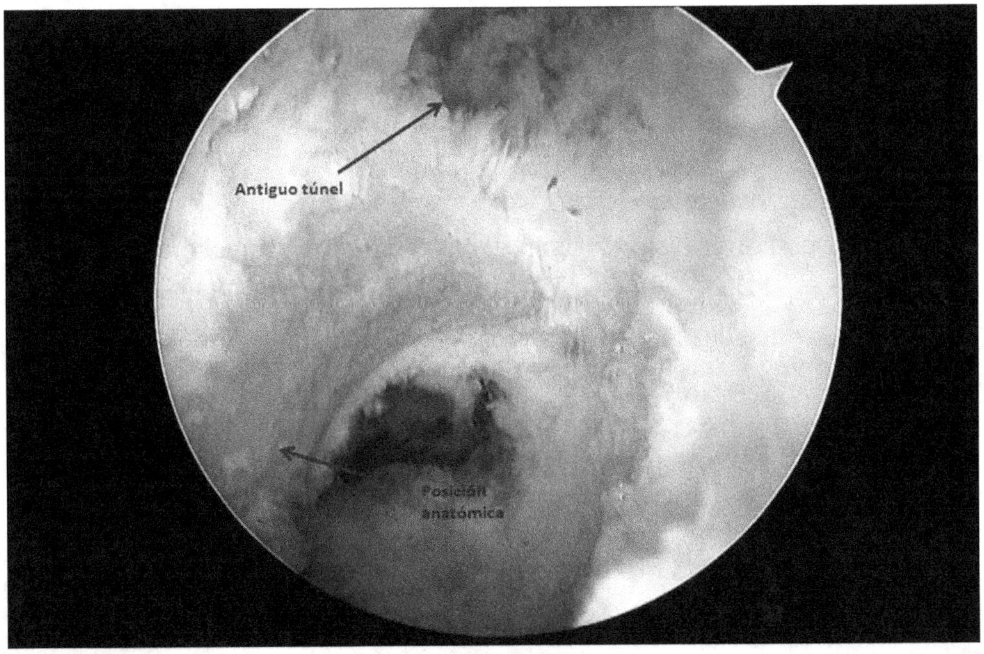

Figura 4

Imagen artroscópica desde el portal transtendinoso en la que se aprecia un túnel primario en posición muy vertical en el techo de la escotadura.

tamente en línea con el túnel tibial, en carga del miembro (rodilla en extensión), lo que facilita el deslizamiento. Esta línea de fuerza es oblicua al túnel femoral.

Por otra parte, el fallo biológico podría venir dado por un aflojamiento en el túnel antes de producirse la unión del tendón y el hueso, y avascularidad causada por sobretensión del injerto o por infección. En el caso de los aloinjertos, podría producirse avascularidad, retraso en la remodelación o, incluso, respuesta inmunitaria.

En cuanto a la posibilidad de fracaso por error diagnóstico, este suele estar relacionado con otras lesiones ligamentosas concomitantes que no se tuvieron en cuenta al realizar la cirugía primaria, en particular de los ligamentos colaterales medial o lateral (véase la figura 5).

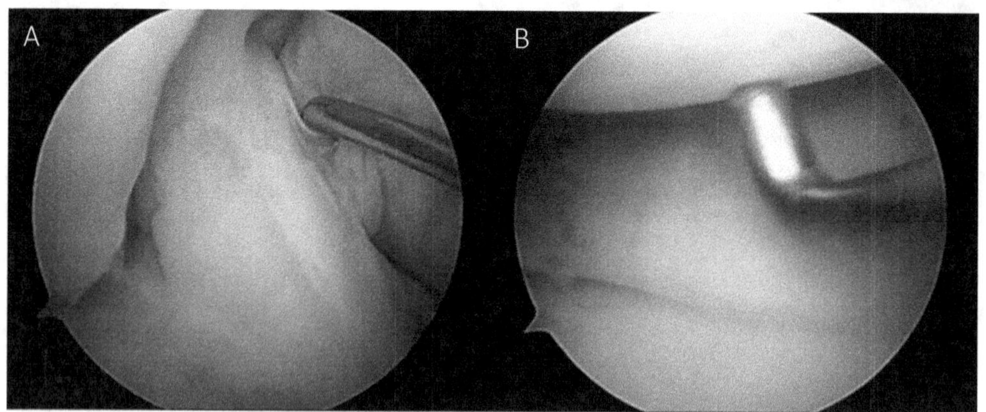

Figura 5

A) Imagen artroscópica desde el portal transtendinoso: antigua plastia del ligamento cruzado anterior en buena posición. B) Imagen artroscópica desde el portal inferoexterno: compartimento interno demasiado abierto al forzar el valgo durante la artroscopia debido a insuficiencia del ligamento lateral interno.

2.1   Opciones quirúrgicas

Ante una situación de fracaso de una reconstrucción del LCA deben valorarse las opciones quirúrgicas disponibles con vistas a una revisión de la reconstrucción. En primer lugar, debemos saber qué se persigue con la revisión:

- Proporcionar estabilidad a la articulación.
- Mantener el rango de movilidad completo.
- Retorno a la actividad deportiva, laboral o cotidiana.
- Preservar los meniscos en la medida de lo posible.
- Condroprotección y, con ello, prevención de la artrosis de rodilla.

Para conseguir estos objetivos será necesario llevar a cabo un protocolo de actuación encaminado a optimizar la cirugía de revisión.

2.2   Anamnesis y exploración clínica

Después de una cuidadosa anamnesis que debería incluir, si es posible, los datos de la cirugía primaria, se realiza una exploración de la rodilla para comprobar la laxitud patológica, así como la presencia de patología concomitante que pueda afectar a la cirugía de revisión. Mediante la observación puede apreciarse la alineación del miembro para valorar la presencia de deformidad en varo o valgo, que deberá ser cuantificada con radiología.

Igualmente hay que observar los patrones de la marcha (una deambulación con aumento del varo o del valgo puede indicar patología del lado medial o del ángulo posterolateral), el tono muscular y las incisiones previas. Se debe comparar la circunferencia del muslo con el contralateral, para evaluar la hipotrofia muscular. Se mide la movilidad de la rodilla para descartar déficits de flexión o de extensión.

La exploración ligamentosa a veces puede ser difícil en la consulta debido a resistencia del paciente; debe incluir las pruebas de Lachman, del cajón anterior y *pivot shift*. También hay que valorar el ligamento cruzado posterior mediante el cajón posterior, así como los ligamentos colaterales mediante los test de varo y valgo forzados, tanto con la rodilla en extensión como en 30° de flexión. La laxitud posterolateral y posteromedial se explorará mediante el *dial test* en 30° y 90° de flexión de la rodilla; una diferencia de más de 15° con la rodilla contralateral es significativa.

2.3   Exploración radiológica

Debería hacerse una exploración radiológica básica, consistente en radiografía anteroposterior en carga de ambas rodillas, tanto en extensión como en 30° de flexión, para valorar un posible pinzamiento del espacio articular lateral o medial, o de ambos, comparando con el lado opuesto.[17] También deben realizarse radiografías lateral y axial para valorar el estado de la articulación femoropatelar. Igualmente se realizará una telerradiografía anteroposterior en carga para cuantificar posibles desalineaciones del miembro.

Las radiografías preoperatorias también servirán para localizar la presencia de material extraño de cirugías anteriores y valorar la necesidad de retirarlo antes de la cirugía de revisión. También pueden servir para ver la posición de los túneles de la cirugía primaria y su posible expansión. En ocasiones, la evaluación de la situación y del tamaño de los túneles no puede hacerse con radiología simple, y entonces es de gran utilidad la tomografía computarizada (TC) (véase la figura 6). Es muy importante tener

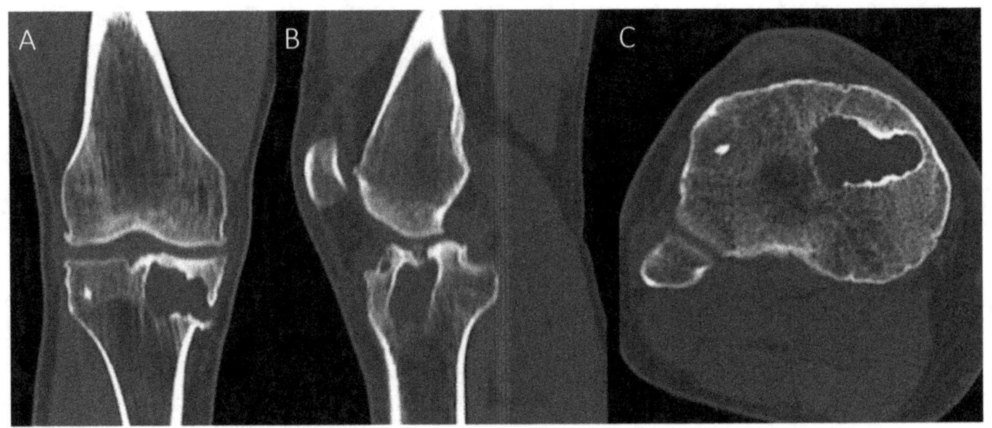

Figura 6

Cortes coronal (A), sagital (B) y axial (C) de TC en los que se aprecia una gran dilatación del túnel tibial. Esto hace obligatoria la cirugía en dos tiempos.

en cuenta este aspecto, ya que cuando la expansión de un túnel excede de 16-17 mm, la opción de cirugía en un tiempo puede estar muy limitada,[18] pues una excesiva expansión/osteólisis dificulta la fijación rígida del nuevo injerto y podría ser necesaria una cirugía en dos tiempos: un primer tiempo para rellenar el túnel con injerto óseo y un segundo tiempo para la posterior reconstrucción ligamentosa al menos 6 meses después, cuando el injerto esté incorporado.

La RM también es de utilidad, sobre todo al aportar información acerca de la integridad de la plastia primaria, pero también para valorar los túneles (véase la figura 1) y evaluar la patología concomitante de los meniscos, el cartílago y otros ligamentos. Sin embargo, su utilidad puede verse disminuida por artefactos debidos a la presencia de material metálico de la cirugía previa.

2.4   Incisiones de la piel

Las incisiones de la piel deben ser planeadas cuidadosamente para evitar problemas de cicatrización e infección. Deben aprovecharse las incisiones previas y, si es necesario, extendidas si ello permite la extracción de material de la cirugía anterior o incluso la extracción del nuevo injerto.

Se evitarán los puentes de piel entre incisiones menores de 7 cm para reducir el riesgo de necrosis de la piel.[18] En presencia de cicatrices múltiples, debería valorarse el uso de aloinjerto para minimizar el número de incisiones.

2.5 Selección del injerto

La selección del injerto para la cirugía de revisión está condicionada por el tipo de injerto utilizado en la cirugía primaria, y debería adaptarse a las necesidades y demandas del paciente.

En pacientes jóvenes y activos se prefieren los injertos autólogos debido a que el uso de aloinjertos en esta población se ha asociado a un mayor índice de fracasos;[19,20] sin embargo, esta es la opción preferida por el 57 % de los cirujanos de la National Basketball Association (NBA) de los Estados Unidos. En nuestra opinión, esta posibilidad debería tenerse en cuenta, en especial en caso de inestabilidad combinada. Entre los aloinjertos, los más utilizados son los de tendón de Aquiles, tibial anterior, etc.

En cuanto a los autoinjertos, como ya se ha señalado al principio de este apartado, existe el condicionamiento del injerto utilizado en la cirugía primaria. Los autores consideran que debe contemplarse la posibilidad de utilizar como injerto el tendón del cuádriceps (véase la figura 2), que tiene unas características morfométricas idóneas[21] y con el que se han publicado resultados muy satisfactorios con muy escasa morbilidad.[22]

2.6 Cirugía en uno o dos tiempos

La cirugía de revisión puede requerir realizar el procedimiento en dos tiempos para la retirada de material y el posible relleno de injerto óseo de los túneles de la cirugía previa cuando estos se encuentran en posición anatómica y presentan defecto óseo por osteólisis.

Esto tiene el inconveniente de que se produce un retraso de aproximadamente 6 meses para permitir la incorporación del injerto óseo, lo que aumenta el periodo de inestabilidad de la rodilla con el subsecuente posible riesgo de lesiones de los meniscos y del cartílago.[23,24]

Por tanto, cuando existe un túnel de cirugía previa en situación anatómica con osteólisis, será necesaria una cirugía de revisión en dos tiempos,[25] aunque también cabría plantear un procedimiento *over-the-top* (OTT), en el cual no sería necesario utilizar túnel femoral.[26,27]

2.7 Posición de los túneles

Uno de los principales obstáculos que pueden presentarse en la cirugía de revisión es la situación de los túneles de la cirugía previa, ya que pueden solaparse con los de nueva creación y ocasionar un serio conflicto durante la cirugía.

Pueden presentarse varias situaciones:

- Túnel en posición anatómica y sin dilatación. En este caso, el túnel puede ser reutilizado para la cirugía de revisión previa retirada del remanente de tejidos blandos y nuevo fresado con el diámetro deseado.

- Túnel previo en posición anatómica, pero con importante dilatación. En este caso sería necesaria una cirugía en dos tiempos para el relleno previo del defecto óseo. En caso de que el problema sólo exista en el fémur, puede recurrirse a la cirugía en un tiempo utilizando la técnica OTT, en la cual el injerto se pasa a través de la cápsula posterior en la posición OTT del cóndilo femoral externo previa creación de una trinchera en la inserción anatómica del LCA.[27]

- Túnel de cirugía primaria en posición no anatómica (véase la figura 4). Esta es la situación más frecuente, y suele ser posible realizar el nuevo túnel en posición anatómica sin interferir con el anterior.

- Túnel primario en posición no anatómica y con importante dilatación. En este caso puede ocurrir que ambos túneles se solapen, por lo que debe hacerse un estudio preoperatorio muy minucioso con el fin de valorar la necesidad de cirugía en dos tiempos o recurrir a la técnica OTT.

2.8 Otras lesiones ligamentosas asociadas

En algunas ocasiones, el injerto está correctamente emplazado y tiene una buena fijación, pero persiste una inestabilidad en la rodilla. Esto podría deberse a insuficiencia por lesión de otros ligamentos de la rodilla, como el ángulo posterolateral o el ligamento lateral interno, que pudo pasar desapercibida durante la cirugía primaria. En este caso habría que proceder a la estabilización de la rodilla con la plastia correspondiente (véase la figura 7).

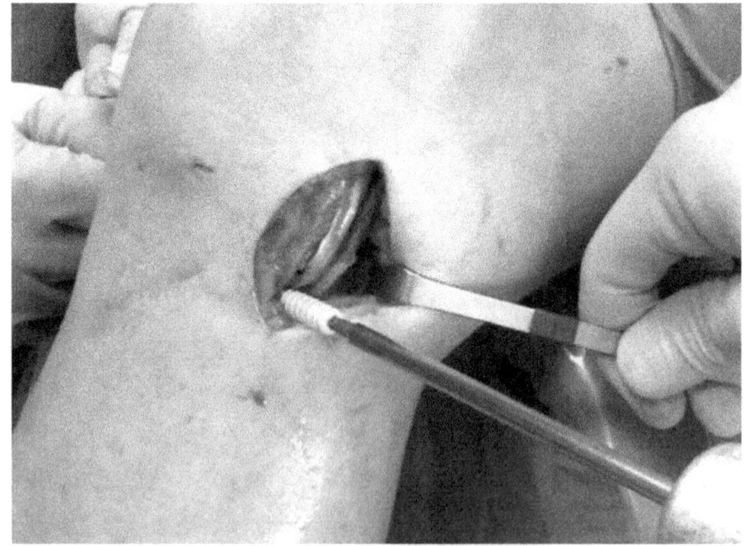

Figura 7

Reconstrucción del ligamento lateral interno correspondiente al caso de la figura 5.

3 Tratamiento preferido por los autores

Como ya se ha descrito, son numerosos los factores a tener en cuenta a la hora de enfrentarse a una cirugía de revisión por rotura de una plastia primaria de LCA. De acuerdo con Hofbauer *et al.*,[25] creemos que es importante realizar la cirugía en un tiempo debido a que la inestabilidad crónica puede producir lesiones del resto de las estructuras de la rodilla; asimismo, un segundo tiempo implicaría multiplicar los riesgos propios de toda cirugía, como son las infecciones, los problemas derivados de la anestesia, etc. En ocasiones, incluso preferimos realizar una técnica OTT con el fin de realizar la cirugía en un solo tiempo.

En cuanto a la elección del injerto, solemos decantarnos por autoinjerto con tendones de la pata de ganso para la cirugía primaria de reconstrucción del LCA, por lo que en nuestros pacientes rara vez está disponible para la cirugía de revisión. Creemos que la opción más idónea, fundamentalmente en pacientes jóvenes, es el autoinjerto con tendón del cuádriceps, por sus adecuadas propiedades morfométricas[21] y por la escasa morbilidad de su extracción. En los pacientes con una demanda funcional moderada, y en especial en aquellos con lesiones ligamentosas asociadas, puede ser útil el uso de aloinjertos.

Siempre procuramos colocar los túneles en posición anatómica, bien utilizando los túneles previos si están correctamente situados y no se han ensanchado, o bien realizando túneles nuevos en caso de mala posición de los previos. Si los túneles están en posición correcta, pero se encuentren ensanchados, tanto en la tibia como en el fémur, realizaremos la cirugía de revisión en dos tiempos.[24]

4 Discusión

La cirugía de revisión tras una plastia primaria del LCA está indicada en aquellos pacientes que presentan inestabilidad subjetiva durante la actividad deportiva o las actividades de la vida diaria, y que en la exploración clínica presentan laxitud patológica.

El propósito de la cirugía de revisión debe ser estabilizar la rodilla, prevenir posteriores lesiones de los meniscos y del cartílago articular, y optimizar la función de la rodilla. Para ello, es necesario realizar una adecuada evaluación preoperatoria con una detallada anamnesis y exploraciones clínica y radiológica, incluyendo radiografías en carga, telerradiografía anteroposterior para comprobar la alineación del miembro, RM y TC con reconstrucción tridimensional para valorar la posición y la posible dilatación de los túneles óseos de la intervención previa.

Uno de los aspectos más importantes desde el punto de vista quirúrgico es precisamente el de la posición y la posible dilatación de los túneles óseos de la cirugía previa. En algunas ocasiones (10 % de los casos en la serie MARS[12]) es necesario el relleno de injerto óseo de los túneles previos, para lo cual muchas veces se requiere una cirugía en dos tiempos, con la que se han obtenido buenos resultados,[28,29] aunque recientemente esta cirugía con injerto óseo y cambio de dirección de los túneles se ha propuesto también en un solo tiempo y los resultados han sido satisfactorios en 17 pacientes.[30]

En cuanto a la selección del injerto, hay que tener en cuenta la posibilidad de utilizar aloinjerto, que tiene una serie de ventajas: disminuye el tiempo operatorio y las incisiones, evita morbilidad en la zona dadora y no tiene limitación en cuanto al tamaño, lo cual puede ser de gran utilidad, en especial en casos de aumento de diámetro de los túneles, donde puede aumentarse el tamaño de las pastillas óseas. También tiene una serie de desventajas: mayor tiempo en la incorporación del injerto, posibilidad de reacción inmunitaria, mayor coste y posibilidad de transmisión de enfermedades infecciosas. En caso de que el cirujano prefiera utilizar injerto autólogo, existe el condicionante del injerto utilizado en la cirugía primaria. A los autores les parece de gran utilidad el uso del tendón cuadricipital con una pastilla ósea de rótula, como en el caso presentado. Este injerto tiene la ventaja de poder obtenerse con un tamaño adecuado[27] y la posibilidad de aportar pastilla ósea (en uno de los extremos), lo que puede ayudar al relleno de un túnel dilatado. Este injerto, además, tiene escasa morbilidad y ofrece resultados satisfactorios.[21]

Bibliografía

1. Granan LP, Bahr R, Steindal K, Furnes O, Engebretsen L. Development of a national cruciate ligament surgery registry: the Norwegian National Knee Ligament Registry. Am J Sports Med. 2008; 36: 308-15.

2. Lind M, Lund B, Faunø P, Said S, Miller LL, Christiansen SE. Medium to long-term follow-up after ACL revision. Knee Surg Sports Traumatol Arthrosc. 2012; 20: 166-72.

3. Middleton KK, Hamilton T, Irrgang JJ, Karlsson J, Harner CD, Fu FH. Anatomic anterior cruciate ligament (ACL) reconstruction: a global perspective. Part 1. Knee Surg Sports Traumatol Arthrosc. 2014; 22: 1467-82.

4. Allen CR, Giffin JR, Harner CD. Revision anterior cruciate ligament reconstruction. Orthop Clin North Am. 2003; 34: 79-98.

5. Wolf RS, Lemak LJ. Revision anterior cruciate ligament reconstruction surgery. J South Orthop Assoc. 2002; 11: 25-32.

6. Lind M, Menhert F, Pedersen AB. Incidence and outcome after revision anterior cruciate ligament reconstruction: results from the Danish registry for knee ligament reconstructions. Am J Sports Med. 2012; 40: 1551-7.

7. Johnson DL, Swenson TM, Irrgang JJ, Fu FH, Harner CD. Revision anterior cruciate ligament surgery: experience from Pittsburgh. Clin Orthop Relat Res. 1996; (325): 100-9.

8. Ahldén M, Samuelsson K, Sernert N, Forssblad M, Karlsson J, Kartus J. The Swedish National Anterior Cruciate Ligament Register: a report on baseline variables and outcomes of surgery for almost 18,000 patients. Am J Sports Med. 2012; 40: 2230-5.

9. Kievit AJ, Jonkers FJ, Barentsz JH, Blankevoort L. A cross-sectional study comparing the rates of osteoarthritis, laxity, and quality of life in primary and revision anterior cruciate ligament reconstructions. Arthroscopy. 2013; 29: 898-905.

10. Van Eck CF, Schreiber VM, Liu TT, Fu FH. The anatomic approach to primary, revision and augmentation anterior cruciate ligament reconstruction. Knee Surg Sports Traumatol Arthrosc. 2010; 18: 1154-63.

11. Chen JL, Allen CR, Stephens TE, Haas AK, Huston LJ, Wright RW, *et al.*; Multicenter ACL Revision Study (MARS) Group. Differences in mechanisms of failure, intraoperative findings, and surgical characteristics between sin-

gle- and multiple-revision ACL reconstructions: a MARS cohort study. Am J Sports Med. 2013; 41: 1571-8.

12. MARS Group; Wright RW, Huston LJ, Spindler KP, Dunn WR, Haas AK, Allen CR, *et al.* Descriptive epidemiology of the Multicenter ACL Revision Study (MARS) cohort. Am J Sports Med. 2010; 38: 1979-86.

13. Marchant BG, Noyes FR, Barber-Westin SD, Fleckenstein C. Prevalence of nonanatomical graft placement in a series of failed anterior cruciate ligament reconstructions. Am J Sports Med. 2010; 38: 1987-96.

14. Sievanen H, Koskue V, Rauhio A, Kannus P, Heinonen A, Vuori I. Peripheral quantitative computed tomography in human long bones: evaluation of in vitro and in vivo precision. J Bone Miner Res. 1998; 13: 871-82.

15. Brand JC Jr, Pienkowski D, Steenlage E, Hamilton D, Johnson DL, Caborn DN. Interference screw fixation strength of a quadrupled hamstring tendon graft is directly related to bone mineral density and insertion torque. Am J Sports Med. 2000; 28: 705-10.

16. Espejo-Baena A, Martín-Castilla B, Serrano-Fernández J, Espejo-Reina A. Plastia de ligamento cruzado anterior con fijación invertida. Cuadernos de Artroscopia. 2011; 18: 18-27.

17. MARS Group. Radiographic findings in revision anterior cruciate ligament reconstructions from the Mars cohort. J Knee Surg. 2013; 26: 239-47.

18. Cheatham SA, Johnson DL. Anticipating problems unique to revision ACL surgery. Sports Med Arthrosc. 2013; 21: 129-34.

19. Pallis M, Svoboda SJ, Cameron KL, Owens BD. Survival comparison of allograft and autograft anterior cruciate ligament reconstruction at the United States Military Academy. Am J Sports Med. 2012; 40: 1242-6.

20. Van Eck CF, Schkrohowsky JG, Working ZM, Irrgang JJ, Fu FH. Prospective analysis of failure rate and predictors of failure after anatomic anterior cruciate ligament reconstruction with allograft. Am J Sports Med. 2012; 40: 800-7.

21. Forkel P, Petersen W. Anatomic reconstruction of the anterior cruciate ligament with the autologous quadriceps tendon. Primary and revision surgery. Oper Orthop Traumatol. 2014; 26: 30-42.

22. Diamantopoulos AP, Lorbach O, Paessler HH. Anterior cruciate ligament revision reconstruction: results in 107 patients. Am J Sports Med. 2008; 36: 851-60.

23. Ohly NE, Murray IR, Keating JF. Revision anterior cruciate ligament reconstruction: timing of surgery and the incidence of meniscal tears and degenerative change. J Bone Joint Surg Br. 2007; 89: 1051-4.

24. Coats AC, Johnson DL. Two-stage revision anterior cruciate ligament reconstruction: indications, review, and technique demonstration. Orthopedics. 2012; 35: 958-60.

25. Hofbauer M, Muller B, Murawski CD, Baraga M, van Eck CF, Fu FH. Strategies for revision surgery after primary double-bundle anterior cruciate ligament (ACL) reconstruction. Knee Surg Sports Traumatol Arthrosc. 2013; 21: 2072-80.

26. Marcacci M, Zaffagnini S, Bonanzinga T, Marcheggiani Muccioli GM, Bruni D, Iacono F. Over-the-top double-bundle revision ACL reconstruction. Knee Surg Sports Traumatol Arthrosc. 2012; 20: 1404-8.

27. Fernández-Martín JA, Figueroa-Mata A, Meschian-Coretti S, Espejo-Baena A, Urbano-Labajos V. Ligamentoplastia con autoinjerto de tendón cuadriccipital. Estudio morfométrico comparativo de los tendones del aparato extensor de la rodilla. Cuadernos de Artroscopia. 2006; 13: 8-13.

28. Franceschi F, Papalia R, Del Buono A, Zampogna B, Diaz Balzani L, Maffulli N, *et al.* Two-stage procedure in anterior cruciate ligament revision surgery: a five-year follow-up prospective study. Int Orthop. 2013; 37: 1369-74.

29. Thomas NP, Kankate R, Wandless F, Pandit H. Revision anterior cruciate ligament reconstruction using a 2-stage technique with bone grafting of the tibial tunnel. Am J Sports Med. 2005; 33: 1701-9.

30. Ra HJ, Ha JK, Kim JG. One-stage revision anterior cruciate ligament reconstruction with impacted bone graft after failed primary reconstruction. Orthopedics. 2013; 36: 860-3.

Capítulo 4

Luxación inveterada de rodilla asociada a lesión del aparato extensor y gonartrosis en un paciente joven

J.A. Hernández Hermoso

Servicio de Cirugía Ortopédica y Traumatología, Hospital Universitari Germans Trias i Pujol,
Universidad Autónoma de Barcelona, Badalona (Barcelona), España

Dirección para correspondencia
Dr. José A. Hernández Hermoso
jahernandezh.germanstrias@gencat.cat

Introducción

La incidencia aproximada de la luxación de rodilla es del 0,001 % al 0,013 % de la población,[1] aunque la verdadera incidencia puede ser superior,[2] ya que probablemente el 50 % de las luxaciones de rodilla se reducen espontáneamente y en un principio quedan sin diagnosticar.[3] La proporción de la lesión en hombres y mujeres es de cuatro a una. En general, las luxaciones de rodilla se producen por un traumatismo intenso directo o indirecto en la rodilla. El 4-44 % de las luxaciones ocurren en pacientes con politraumatismo.[4,5] Un 50 % de estas lesiones son consecuencia de accidentes de alta velocidad (tráfico, atropellos o accidentes laborales), un 30 % pueden producirse por traumatismos de baja velocidad, como los traumatismos deportivos (fútbol, deportes de lucha y carrera), y un 10 % en traumatismos de muy baja velocidad (caída casual). También se han descrito luxaciones espontáneas en obesos mórbidos.[4] Un 5,5-17 % de las luxaciones pueden ser abiertas y un 5 % pueden ser bilaterales.[5] Un 12-40 % se asocian a fracturas, fundamentalmente de la meseta tibial.[6] Un 25 % se asocian a lesiones meniscales y un 9-14 % a arrancamientos del tendón rotuliano.[6] En un 75 % de los casos puede apreciarse una lesión condral asociada en la resonancia magnética (RM).[6]

La incidencia de lesiones vasculares asociadas a luxación de rodilla varía entre el 4,6 % y el 80 % según las series,[2,4,5,7] y su tratamiento es prioritario sobre el de las lesiones capsuloligamentosas y osteomusculares. Las luxaciones por traumatismos de alta velocidad se asocian en el 45 % de los casos a lesiones vasculares, y las de baja velocidad en el 4,8 %.[8]

En un 16-50 % de los casos se asocian lesiones neurológicas.[2,4,5] Aunque son más frecuentes en luxaciones posterolaterales, en obesos o cuando hay una fractura de la cabeza del peroné,[9] cualquier tipo de luxación puede producir una lesión del nervio peroneo o, con menor frecuencia, del tibial posterior.

La luxación anterior supone el 40 % de los casos. La luxación posterior es algo menos frecuente (33 %) y suele producirse en accidentes de tráfico al golpear la rodilla flexionada contra el salpicadero. Las luxaciones lateral y medial son bastante menos frecuentes y representan un 18 % y un 4 %, respectivamente. La luxación rotatoria supone el 5 % y está causada por una fuerza rotacional. Este tipo de luxación puede ser irreductible como consecuencia del bloqueo del cóndilo femoral medial en un «ojal» formado en la cápsula con invaginación de esta en el intercóndilo femoral.[10,11]

A menudo las lesiones capsuloligamentosas pueden ser difíciles de valorar, y su tratamiento ideal sigue siendo controvertido. El reconocimiento precoz y una valoración neurovascular apropiada son la clave del éxito en el tratamiento.[4,7,12] No hay acuerdo sobre si debe realizarse o no de manera sistemática una arteriografía, ni respecto a si es suficiente con determinar el índice de presión sistólica tobillo-brazo para descartar lesiones de la arteria poplítea que pueden cursar con presencia de pulsos distales. La RM puede ser útil para valorar estas lesiones una vez que se ha estabilizado el cuadro agudo del paciente.[8,12,13]

El tratamiento quirúrgico frente a no quirúrgico, la cirugía precoz frente a la tardía, reparar frente a reconstruir todas o parte de las estructuras ligamentosas lesionadas, el tipo de técnica o injerto para la reconstrucción ligamentosa, y el programa de rehabilitación postoperatorio, son algunas de las cuestiones que todavía no tienen una respuesta clara. La gran variabilidad y el escaso número de casos de los estudios retrospectivos existentes hacen que resulte difícil darles respuesta.[14,15] A pesar de que algunos estudios prospectivos y revisiones sistemáticas han aportado algo de luz, aún persisten sombras que crean controversia.[4,12]

Existen pocos casos descritos en la literatura que hagan referencia al tratamiento de las luxaciones inveteradas de rodilla.[16-19] En la mayoría han transcurrido unas pocas semanas o meses tras la lesión y se recomienda el tratamiento quirúrgico realizando artrólisis y reconstrucción parcial de las lesiones ligamentosas, con o sin la aplicación de fijadores externos articulados para mantener la reducción articular.

Presentamos el caso de un paciente joven con graves lesiones asociadas sistémicas y esqueléticas, con luxación abierta de rodilla izquierda junto con arrancamiento del tendón rotuliano, que se trató inicialmente con fijador externo y reinserción del tendón rotuliano. Se presentó en nuestro centro al año de evolución, con una luxación posterior inveterada de la rodilla, con lesión del tendón rotuliano y cambios artrósicos postraumáticos. Se describen el tratamiento quirúrgico realizado, que consistió en la reconstrucción de los ligamentos cruzados anterior (LCA) y posterior (LCP), del complejo posterolateral y del tendón rotuliano en un tiempo, y el resultado obtenido.

1 Caso clínico

Varón de 39 años de edad que sufrió un accidente de tráfico en septiembre de 2011, al ser arrollado por un coche mientras conducía su motocicleta. En el momento del ingreso presentaba traumatismo torácico, múltiples fracturas costales derechas y contusión pulmonar, fractura de escápula derecha y lesión del plexo braquial derecho con afectación sensitiva y sin afectación motora, rodilla flotante derecha con fractura diafisaria distal del fémur y del tercio medio distal de la diáfisis de la tibia y el peroné derechos, luxación de la cadera derecha, fractura-luxación coxofemoral izquierda, lesión motora y sensitiva del tronco común del nervio ciático izquierdo y luxación posterolateral abierta de grado II de Gustilo-Andersen de la rodilla izquierda (véase la figura 1) que comunicaba con la articulación, con desinserción tibial del tendón rotuliano, herida con pérdida de sustancia en la cara anterior de la

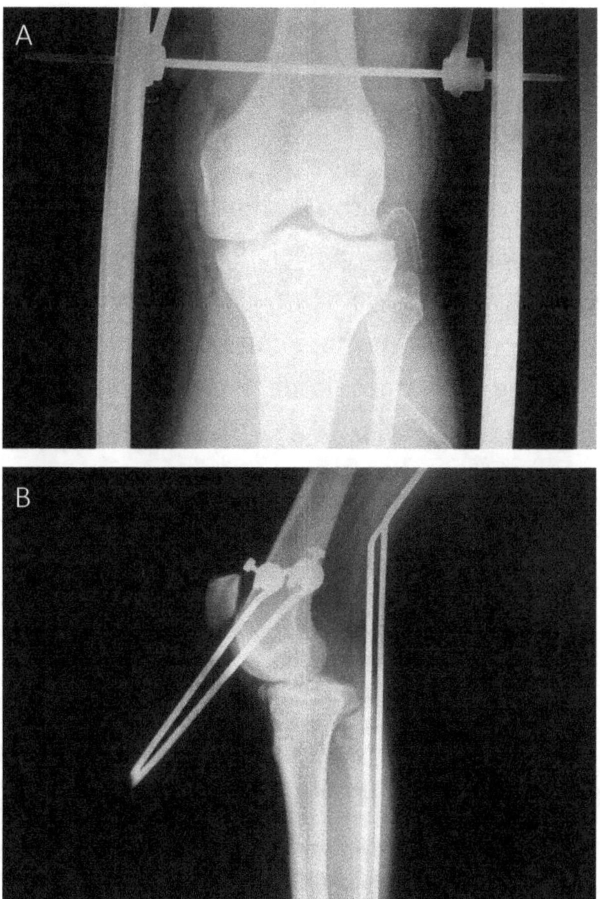

Figura 1

Radiografías anteroposterior (A) y de perfil (B) de una luxación posterolateral
de rodilla izquierda con fractura y arrancamiento del tendón rotuliano en la
tuberosidad tibial anterior.

pierna izquierda con exposición de la cara anterointerna de la tibia, pérdida parcial del vientre muscular del tibial anterior y fractura diafisaria del peroné izquierdo.

En el área de urgencias se realizaron las medidas adecuadas de soporte vital avanzado, y una vez estabilizado el paciente se realizó reducción de la luxación de cadera derecha y colocación de una tracción supracondílea femoral, inmovilización de la fractura de tibia con botina de yeso, reducción de la fractura-luxación de la cadera izquierda, desbridamiento e irrigación abundante de las heridas de la rodilla y la pierna izquierda con reinserción del tendón rotuliano en la tuberosidad tibial anterior, sin poder realizar cierre primario de las heridas, e inmovilización con una férula posterior de yeso y tracción supracondílea femoral del miembro inferior izquierdo.

Tres días después del ingreso en la unidad de cuidados intensivos se realizó reducción y fijación interna con clavo endomedular encerrojado retrógrado de la fractura de fémur, y con clavo endomedular encerrojado de la fractura de tibia. Se hizo un nuevo desbridamiento de las heridas de la pierna izquierda y se colocó un sistema de cura al vacío (VAC), manteniendo la tracción supracondílea femoral y la férula posterior de la pierna.

Tres semanas más tarde se realizó una reducción abierta de la fractura-luxación de cadera izquierda, con retirada de cuerpos libres intraarticulares que impedían la correcta reducción y reinserción del rodete (labrum). Se redujo y estabilizó la luxación de rodilla izquierda con fijador externo, que se retiró a las 8 semanas. Se continuó con terapia VAC en las heridas de la pierna izquierda, que posteriormente requirieron injertos libres cutáneos. En la radiografía de control de la rodilla izquierda se apreciaba aumento del espacio articular femorotibial y subluxación posterior de la tibia, que no había podido corregirse después de la colocación del fijador externo (véase la figura 2).

A los 3 meses presentó supuración por uno de los clavos tibiales del fijador externo, con cultivo positivo para *Pseudomonas aeruginosa,* que requirió desbridamiento y tratamiento antibiótico específico.

Evolucionó a la consolidación de las fracturas costales y de escápula derecha, de la fractura de fémur y tibia derecha, y de la fractura de peroné izquierdo. Recuperó el movimiento articular completo en la cadera y la rodilla derechas. Se produjo una osificación periarticular de la cadera izquierda, con limitación de la rotación interna y externa. Recuperó la lesión sensitiva del plexo braquial derecho, pero permaneció una neuralgia hiperálgica con disestesias de la lesión del ciático poplíteo interno izquierdo.

Un año después el paciente caminaba con la ayuda de bastones, con sensación de inestabilidad y de coaptación en varo de la rodilla izquierda. En la exploración, la rodilla izquierda presentaba alineación en varo, piel adherida a planos profundos en la zona del injerto cutáneo, déficit de los últimos 40° de extensión activa con una extensión completa pasiva y flexión activa de

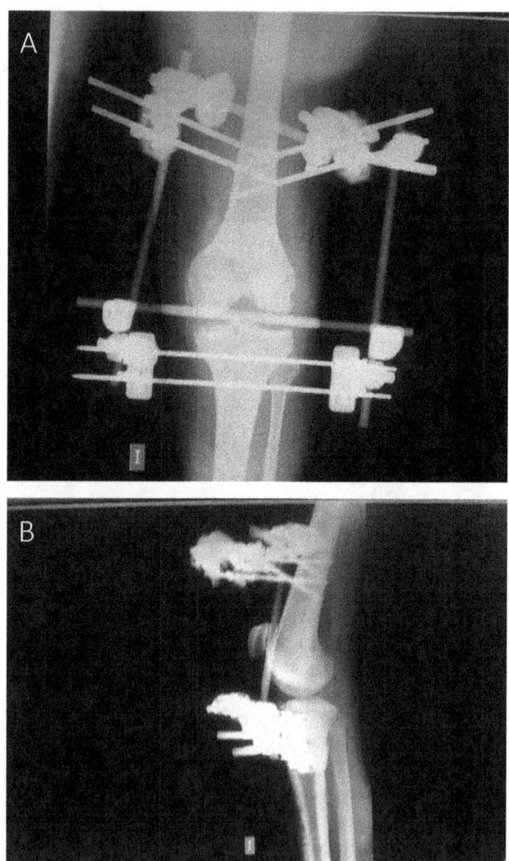

Figura 2

Radiografías anteroposterior (A) y lateral (B) después de la reducción
y la inmovilización de la luxación de rodilla con un fijador externo en ángulo
diedro. Se aprecia una leve subluxación posterior de la tibia en la proyección
lateral, y en la anteroposterior se ve aumentado el espacio articular.

110°. Gran laxitud en varo de 3+, Lachman presente, caída posterior de la tuberosidad tibial anterior, cajón posterior rotatorio externo e incremento de la rotación externa de la pierna a 30° de flexión (Dial test). En la radiografía se apreciaba rótula alta, aumento del espacio articular femorotibial, subluxación posterior de la tibia y esclerosis subcondral femorotibial externa e interna (véase la figura 3).

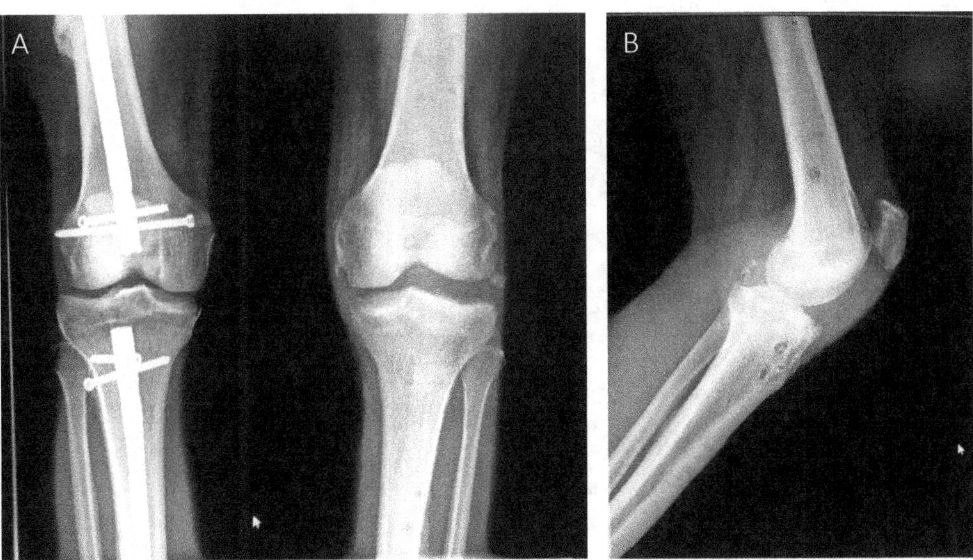

Figura 3

Radiografías anteroposterior (A) y de perfil (B) al año de evolución. Se aprecian el aumento del espacio articular femorotibial, la subluxación posterior de la tibia y la elevación de la altura de la rótula.

1.1   Tratamiento

La edad del paciente, sus expectativas y su voluntad de recuperación hicieron que se planteara la posibilidad de una reconstrucción de las estructuras ligamentosas lesionadas y del tendón rotuliano, a pesar del tiempo transcurrido desde la lesión inicial y de la existencia de cambios degenerativos en la articulación. El objetivo del tratamiento era el restablecimiento de la movilidad y la estabilidad de la articulación.

La normalidad de los parámetros bioquímicos inflamatorios, como la proteína C reactiva, y de la gammagrafía con leucocitos marcados, indicaba que la infección de tibia proximal estaba inactiva.

1.2   Colocación y abordajes quirúrgicos

Se colocó al paciente en posición supina sobre la mesa del quirófano, con un soporte de muslo que mantenía la rodilla en fijación estática entre 80° y 90° de flexión sin ayuda manual y permitía tener una amplitud de movimiento completo durante la intervención. El miembro contralateral se colocó en una pernera en flexión y abducción de la cadera para permitir el paso del amplificador de imágenes, que se colocó homolateral a la rodilla intervenida para comprobar la correcta realización de los túneles tibiales.

Se realizó el portal artroscópico anterolateral proximal al polo inferior de la rótula, para conseguir un mayor ángulo de visión con la óptica de 30° en la cara posterior de la tibia, y otro anteromedial. Los compartimentos anterior, posterior y femorotibial estaban llenos de un tejido fibrótico denso que fue lentamente eliminado con el resector sinovial y vaporizador. El portal posteromedial se creó bajo visión directa con una técnica de fuera adentro. Con la ayuda de un disector curvo a 90° introducido desde el portal anteromedial se fueron disecando las adherencias de la cápsula y la cara posterior de la tibia, hasta visualizar la teórica zona de inserción del LCP. Es útil un portal posteromedial para ver al completo la inserción tibial del LCP.

Se hizo una incisión longitudinal sobre la región anteromedial de la tibia proximal para el túnel tibial del LCA, proximal al del LCP y separadas por 2 cm, que se extendió hasta el polo proximal de la rótula para la reconstrucción del tendón rotuliano.

Además, se realizó una incisión junto al intervalo subvasto medial para el túnel femoral del LCP. La incisión para las lesiones laterales y posterolaterales fue una incisión curva entre el tubérculo de Gerdy y la cabeza peronea, que se dirigía hacia proximal unos 5 cm por encima del epicóndilo lateral.

1.3 Técnica quirúrgica

Inicialmente se marcó el trayecto del túnel tibial del LCP y el LCA con agujas de Kirshner, y se comprobó su correcta ubicación con el amplificador de imágenes (véase la figura 4). Se realizó la reconstrucción del LCP con aloinjerto de tendón de Aquiles que se fijó al fémur con un tornillo de interposición reabsorbible y se dejó sin fijar en la tibia. Los túneles de 9 mm se realizaron con la ayuda de guías y con una técnica de doble incisión y doble túnel de fuera adentro. A continuación se realizó la reconstrucción del LCA también con aloinjerto de tendón de Aquiles, que se fijó en el fémur con un tornillo

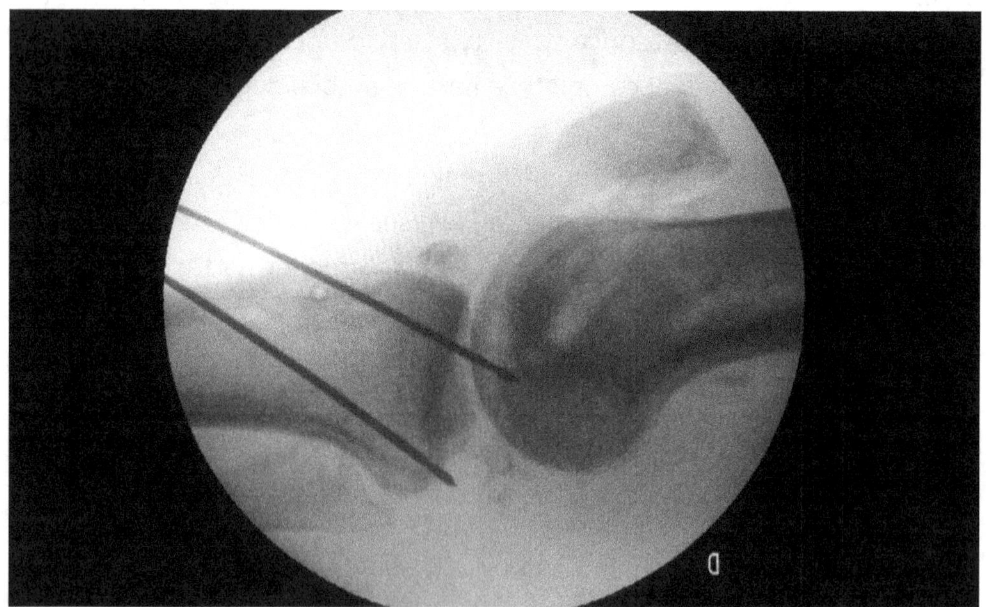

Figura 4

Control radiográfico peroperatorio para comprobar las ubicaciones de los futuros túneles tibiales de los ligamentos cruzados anterior y posterior.

reabsorbible y se dejó libre en la tibia. Para crear los túneles del LCA también se utilizaron guías y una técnica de doble incisión y doble túnel de fuera adentro.

La reconstrucción del complejo posterolateral se realizó con aloinjerto de tendón de Aquiles según la técnica descrita por LaPrade *et al.*[20] Se localizó la inserción en el epicóndilo femoral del ligamento lateral externo (LLE) y se creó un túnel de 7 × 30 mm, donde se introdujo el taco óseo de medio aloinjerto de tendón de Aquiles que después se introdujo en el túnel óseo creado en la cabeza del peroné, y de aquí, de posterior a anterior, al túnel óseo creado desde el tubérculo de Gerdy hasta la cara posterior de la tibia, 1 cm distal a la superficie articular y 1 cm medial al borde externo de la tibia. Se localizó la inserción femoral del tendón poplíteo y se creó un segundo túnel óseo de 7 × 30 mm, en el cual se introdujo la pastilla ósea de la otra mitad de tendón de Aquiles, que de aquí se dirigió al túnel tibial previamente creado, del Gerdy a la cara posterior de la tibia, introducido de posterior a anterior.

Después de pasar y fijar al fémur con tornillos de interposición todos los injertos, se acometieron el tensado y la fijación distal definitivos de los injertos. De forma escalonada, se prefirió tensar y fijar primero el LCP, después el LCA y finalmente las estructuras laterales. Para el LCP se colocó la rodilla en 90° de flexión y se redujo el escalón medial con una maniobra de cajón anterior, de modo que el borde anterior de la meseta tibial medial quedaba aproximadamente 10 mm anterior al cóndilo femoral medial. El injerto de LCA se tensó y fijó en extensión completa. Se redujo el complejo posterolateral de la rodilla aplicando fuerza de rotación interna a la tibia respecto al fémur fijo, y se tensaron el LLE y el ligamento poplíteo peroneal a 30° de flexión. Esta secuencia de reconstrucción creemos que evita una tensión excesiva de la rodilla durante la reparación/reconstrucción.

Una vez realizada la reconstrucción ligamentosa se reconstruyó el tendón rotuliano con medio aloinjerto de tendón rotuliano que en marquetería se introdujo en la tibia y la rótula, y se fijó con cerclajes de hilo de alambre.

Tras el tensado y la fijación se exploró la rodilla bajo anestesia para comprobar que la movilidad y la estabilidad eran adecuadas. Con el amplificador de imágenes se confirmó que la rodilla estaba bien reducida. Después de la cirugía se comprobó la presencia de pulso pedio y tibial posterior.

1.4 Tratamiento postoperatorio

Creemos que debe protegerse la reparación quirúrgica,[4] por lo que no se utilizó la pauta acelerada de rehabilitación de las plastias ligamentosas aisladas, también aconsejadas en lesiones multiligamentosas.[21]

Se bloqueó el miembro en ligera flexión (10°) para evitar la extensión completa durante las primeras 4 semanas y proteger la reconstrucción del LCP,

aunque otros autores prefieren la extensión completa.[12] Inmediatamente tras
la cirugía, el paciente comenzó tandas de isométricos de cuádriceps con la rodilla en ligera flexión. No se utilizó movilización pasiva continua en el postoperatorio inmediato para proteger la reconstrucción. A las 2 semanas empezó la
flexión pasiva limitada a 90°, aplicando una fuerza anterior a la tibia proximal
para evitar la subluxación tibial posterior. Durante las primeras 6 semanas no
se realizó flexión activa para evitar la traslación tibial posterior por contracción
de los isquiotibiales. A las 6 semanas se inició la flexoextensión entre 0° y 120°,
y se mantuvo la rodillera con movilidad articular libre durante 3 meses para
proteger la reconstrucción del complejo posterolateral.

Los ejercicios de isquiotibiales de cadena abierta se evitaron durante 12 semanas para prevenir la traslación tibial posterior y una tensión excesiva en
el injerto de LCP. El apoyo en carga con muletas progresó a una carga parcial
según tolerancia después de las primeras 4 semanas. Se permitió la carrera
a los 7 meses, una vez alcanzado el 80 % de la potencia del cuádriceps. Se
permitió reanudar el trabajo sedentario en 2-3 semanas y el trabajo pesado
en 6-9 meses; se desaconsejó la práctica de deporte.

1.5   Evolución clínica

A los 2 años de la cirugía, el paciente estaba satisfecho con el resultado obtenido. Refería dolor ocasional y al forzar la rodilla funcionalmente. Presen-

taba una rodilla normoalineada, estable en varo, sin cajón posterior ni posteroexterno, y con tope duro que bloqueaba el Lachmann. El movimiento articular activo era de 0-0-100° (véase la figura 5). Caminaba sin ayuda de bastones y podía correr distancias cortas. El perímetro de marcha estaba limitado a 2 horas. Podía subir bien escaleras y tenía dificultad para bajarlas, requiriendo agarrarse a la barandilla. Radiográficamente se apreciaba la ausencia de subluxación posterior de la rodilla y del ensanchamiento del espacio articular, con altura de la rótula normalizada, aunque persistían los signos degenerativos (véase la figura 6). En la RM se apreciaba la viabilidad

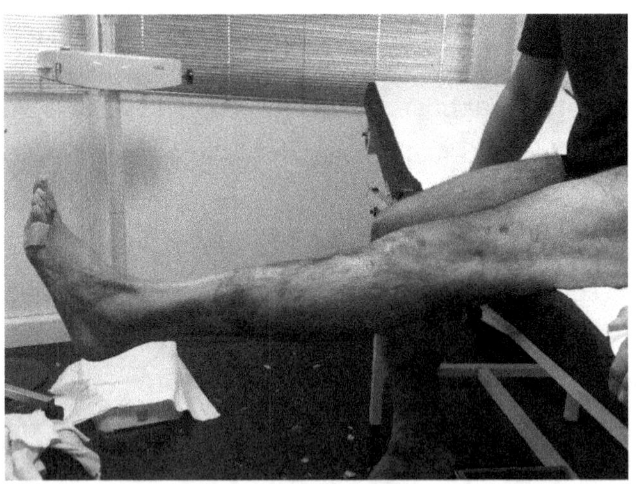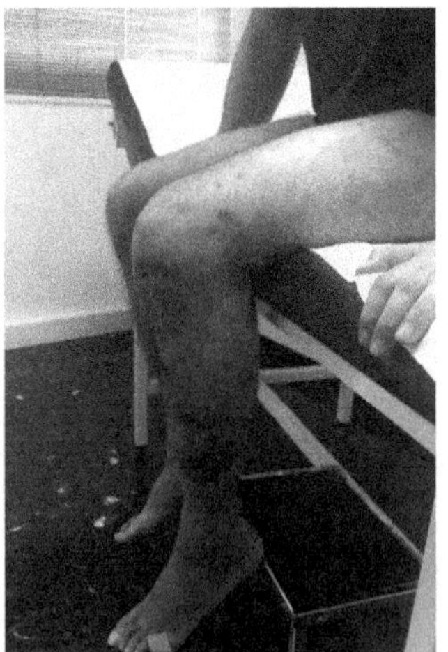

Figura 5

Aspecto clínico del resultado funcional de la rodilla a los 2 años de la intervención, con extensión completa y flexión de 100° en la rodilla.

de las plastias de LCA, LCP (véase la figura 7), LLE y del complejo posterolateral (véase la figura 8), con signos degenerativos tricompartimentales de predominio femorotibial externo y signos degenerativos de menisco externo.

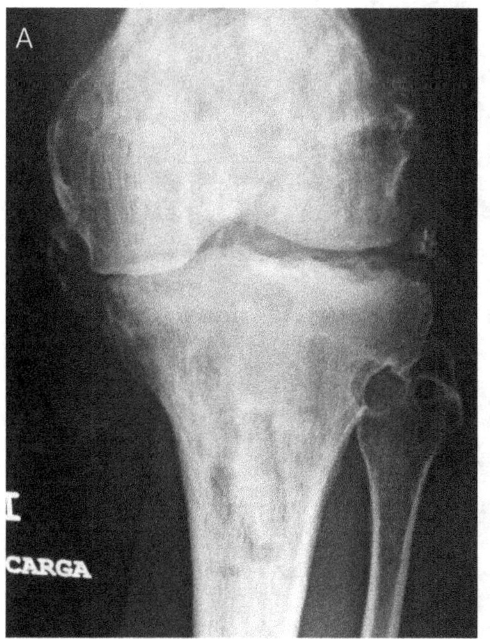
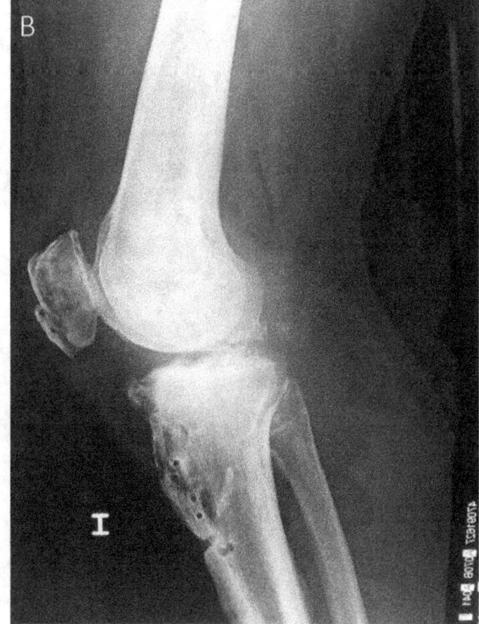

Figura 6

Radiografías anteroposterior (A) y lateral (B) del resultado final. Se aprecia un correcto espacio articular femorotibial anteroposterior, con signos degenerativos en el compartimento femorotibial externo, reducción de la subluxación tibial posterior y corrección de la altura rotuliana en el perfil.

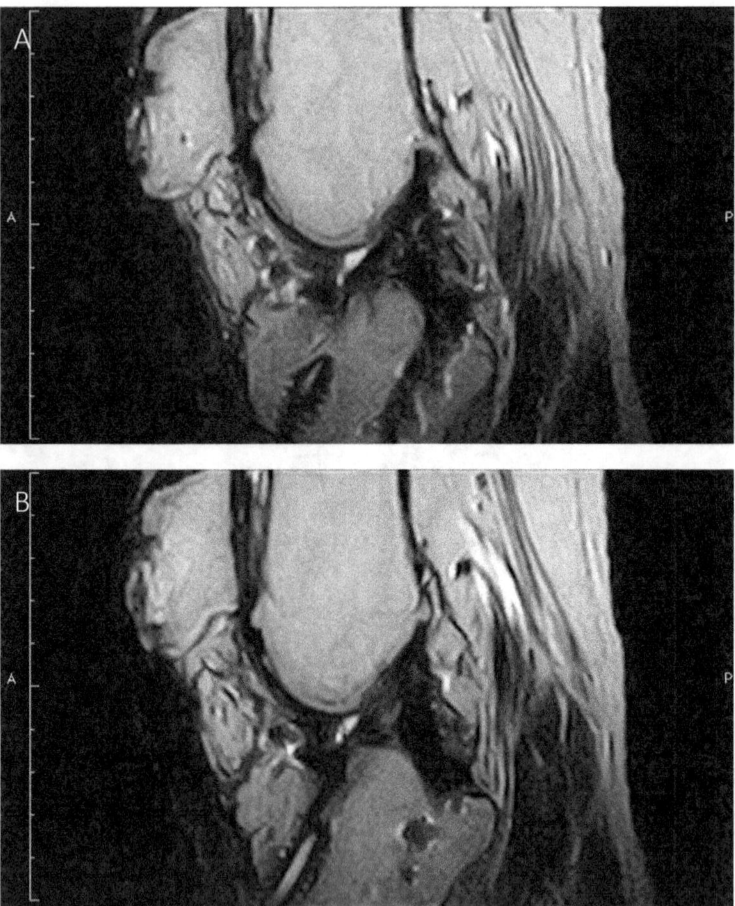

Figura 7

Resonancia magnética a los 2 años de la cirugía en la que se aprecia
la indemnidad de la plastia reconstructiva de los ligamentos cruzados anterior (A)
y posterior (B).

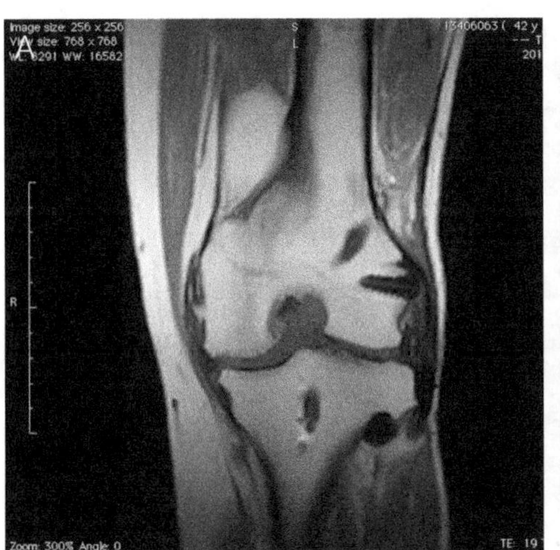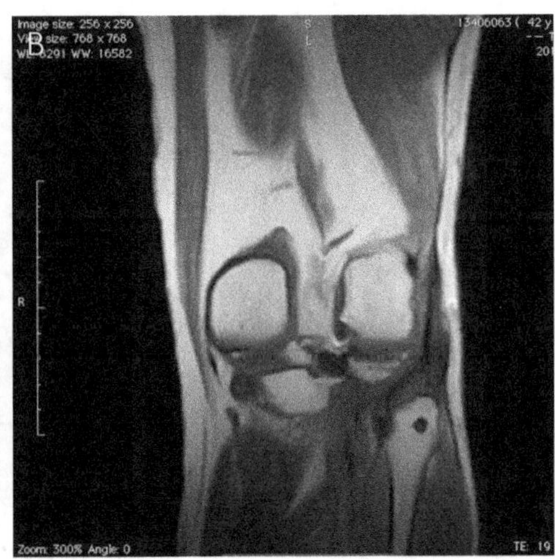

Figura 8

Resonancia magnética a los 2 años de la cirugía en la que se aprecia la plastia reconstructiva del ligamento lateral externo (A) y del ligamento poplíteo peroneal (B), con signos degenerativos tricompartimentales de predominio femorotibial externo y signos degenerativos de menisco externo.

2 Discusión

La arquitectura ósea de la rodilla ofrece una mínima estabilidad intrínseca, y son las fuertes estructuras capsuloligamentosas que la rodean las que proporcionan un alto grado de estabilidad. Aunque el tratamiento de las luxaciones de rodilla continúa siendo controvertido, los estudios recientes recomiendan la reconstrucción o reparación quirúrgica precoz de las estructuras capsuloligamentosas lesionadas.

Cuando Taylor *et al.*[15] publicaron su artículo en 1972, se consideró que el tratamiento de elección para las luxaciones de rodilla no complicadas era el no quirúrgico. En la actualidad, muchos trabajos consideran que el tratamiento quirúrgico proporciona mejores resultados[1,4,9,22,23] en cuanto a parámetros clínicos subjetivos y objetivos, y porcentajes más altos de reincorporación al trabajo o al deporte.

En determinadas circunstancias se requiere una intervención urgente: si la luxación es abierta, lo que ocurre en un 5-7 % de los casos,[4] o si es irreductible, como sucede en un 4 % de las luxaciones[6] por quedar atrapado el cóndilo femoral medial en la cápsula articular, por interposición del vasto medial,[10] de los tendones de la pata de ganso o de los meniscos.

En otras ocasiones, el tratamiento de la luxación debe diferirse. Cuando la luxación es abierta, lo que ocurre en un 5,5-17 % de las luxaciones,[24] el tratamiento de las lesiones de partes blandas puede obligar a diferir la reparación o reconstrucción de las estructuras capsuloligamentosas. Y lo mismo pasa cuando se sospecha una lesión vascular, en el 4,8-45 % de los casos,[24] pues su reparación es urgente y prioritaria sobre las lesiones esqueléticas. Un 4-44 % de las luxaciones[4] se presentan en pacientes con politraumatismo, y en estos casos hay que priorizar el tratamiento de otras lesiones que pueden poner en peligro la vida. Cuando se presenta una fractura-luxación, lo que sucede en un 12-40 % de los casos,[6] el tratamiento de la fractura dificulta la reconstrucción del pivote central, y se aconseja diferirla. En estos pacientes puede ser necesaria una fijación externa temporal de la rodilla, para mantener la reducción y la estabilidad. Pueden utilizarse diferentes configuraciones de fijadores estáticos o articulados; si se utiliza un fijador monolateral, se recomienda colocarlo en el plano anterolateral.[25]

La decisión de cuándo operar tiene que ser individualizada, y a los beneficios de realizar una cirugía precoz deben contraponerse los riesgos de artrofibrosis y de infección, que aumentan cuando hay problemas de partes blandas primarios o derivados de la colocación previa de un fijador externo. Algún autor[1] no encuentra diferencias en la incidencia de estos problemas entre los pacientes tratados de forma precoz o tardía.

Hay autores[4,5] que recomiendan la reconstrucción exclusiva del LCP, con autoinjerto o aloinjerto, en combinación con una reparación ligamentosa primaria medial o lateral. La reconstrucción del LCA se difiere, y se aconseja cuando persiste un problema de estabilidad. Otros defienden la reconstrucción simultánea del LCA y el LCP, con reparación o reconstrucción de los ligamentos colaterales, como una opción razonable en la fase aguda (<3 semanas) sin que aumente el riesgo de artrofibrosis tardía.[4,16,23,26,27]

Existen diversas opciones de injerto para las lesiones multiligamentosas de rodilla, y ninguna de ellas ha demostrado ser superior a las otras. Puede obtenerse
autoinjerto del mismo miembro o del contralateral,[21] que tiene la ventaja de una
mejor incorporación y remodelación del injerto, y la desventaja de incrementar
el tiempo quirúrgico y el daño de partes blandas, y la posible morbilidad de la
zona dadora. Las ventajas del aloinjerto[4,12] y de los nuevos injertos sintéticos[28]
son la menor duración de la intervención, el menor número de incisiones cutáneas en una rodilla traumática y la ausencia de morbilidad en la zona donante.
También puede que el uso de aloinjerto disminuya el dolor y la rigidez postoperatorios. No obstante, hay que estar dispuestos a asumir inconvenientes, como
la dificultad de disponer de él de manera inmediata, una osteointegración más
lenta, el riesgo de transmisión de enfermedades y el mayor coste.

Aunque no se dispone de estudios a largo plazo de calidad suficiente, parece que
el tratamiento quirúrgico ha mejorado el resultado y el pronóstico de este tipo de
lesiones, con un porcentaje de resultados buenos a excelentes en el 33-58 %
de los pacientes y con un 86 % de ellos que presentan algún tipo de déficit.[1,4,12,27]
Resultados similares se obtienen en atletas de élite.[26] La persistencia de algún
grado de inestabilidad es del 18-100 %, con una media del 42 % de los pacientes
tratados quirúrgicamente.[12] La persistencia del dolor en reposo es relativamente
frecuente[6] (70 %), y quizás más después del tratamiento conservador.

Si no se producen complicaciones neurovasculares, el principal problema es
la rigidez articular secundaria a artrofibrosis, que se presenta en un 5-71 %

de los pacientes.[12] Las osificaciones heterotópicas también son una complicación habitual, que aparece en un 26-44 % de los casos.[6] La artrosis postraumática, que se aprecia en el 50 % de los pacientes, suele consistir en cambios degenerativos moderados o avanzados a los 5 años de evolución.[4,6,27] Las luxaciones por traumatismo de alta velocidad, las que tienen más de cuatro ligamentos afectados[12,28] y las asociadas a fracturas (cerradas o abiertas) tienen peor pronóstico.[12] El riesgo de infección de la luxación abierta es del 43 %, y el de amputación es de un 17 %.[4,6,11]

Pocos autores[16-19] han descrito los resultados obtenidos tras el tratamiento de luxaciones de rodilla crónicas o inveteradas realizado unas pocas semanas o meses después de la luxación, por lo que resulta difícil establecer directrices al respecto. En estos casos es necesario eliminar la interposición de partes blandas o liberar las estructuras retraídas, con artrólisis, para conseguir una correcta reducción. Aunque la reconstrucción del LCA no se considera imprescindible y sí la del LCP, consideramos que la reconstrucción de todas las estructuras capsuloligamentosas lesionadas puede proporcionar una mayor estabilidad. La afectación del aparato extensor contribuye a la inestabilidad dinámica de la articulación, por lo que su reconstrucción es imprescindible.

La presencia de artrosis previa no contraindica la cirugía de estabilización, aunque es previsible que en estos casos persista el dolor tras el tratamiento y que la artrosis progrese con el tiempo.

Bibliografía

1. Wong CH, Tan JL, Chang HC, Khin LW, Low CO. Knee dislocations- a retrospective study comparing operative versus closed immobilization treatment outcomes. Knee Surg Sports Traumatol Arthrosc. 2004; 12: 540-4.

2. Helgeson MD, Lehman RA Jr, Murphy KP. Initial evaluation of the acute and chronic multiple ligament injured knee. J Knee Surg. 2005; 18: 213-9.

3. Washer DC. High-velocity dislocation with vascular injury. Treatment principles. Clin Sports Med. 2000; 19: 457-77.

4. Howells NR, Brunton LR, Robinson J, Porteus AJ, Eldridge JD, Murray JR. Acute knee dislocation: an evidence based approach to the management of multiligament injuried knee. Injury. 2011; 42: 1198-204.

5. Lustig S, Leray E, Boisrenoult P, Trojani C, Laffarque P, Saragaglia D, *et al.*; French Society of Orthopedic Surgery and Traumatology. Dislocation and bicruciate lesions of the knee: epidemiology and acute stage assessment in a prospective series. Orthop Traumatol Surg Res. 2009; 95: 614-20.

6. Tay AK, MacDonald PB. Complications associated with treatment of multiple ligament injured (dislocated) knee. Sports Med Arthrosc. 2011; 19: 153-61.

7. Halvorson JJ, Anz A, Langfitt M, Deonanan JK, Scott A, Teasdall RD, *et al.* Vascular injury associated with extremity trauma: initial diagnosis and management. J Am Acad Orthop Surg. 2011; 19: 495-504.

8. Potter HG, Weinstein M, Allen AA, Wickiewicz TL, Helfet DL. Magnetic resonance imaging of the multiple-ligament injured knee. J Orthop Trauma. 2002; 16: 330-9.

9. Peskun CJ, Whelan DB. Outcomes of operative and nonoperative treatment of multiligament knee injuries: an evidence-based review. Sports Med Arthrosc. 2011; 19: 167-73.

10. Bistolfi A, Massazza G, Rosso F, Ventura S, Cenna E, Drocco L, *et al.* Non-reducible knee dislocation with interposition of the vastus medialis muscle. J Orthopaed Traumatol. 2011; 12: 115-8.

11. Cinar M, Derincek A, Akpinar S. Irreductible dislocation of the knee joint: two-stage treatment. Acta Orthop Traumatol Turc. 2011; 45: 280-3.

12. Fanelli GC, Stannard JP, Stuart MJ, MacDonald PB, Marx RG, Whelan DB, *et al.* Management of complex knee ligament injuries. J Bone Joint Surg Am. 2010; 92: 2235-46.

13. Chahal J, Al-Taki M, Pearce D, Leibenberg A, Whelan DB. Injury patterns to

the posteromedial corner of the knee in high-grade multiligament knee injuries: a MRI study. Knee Surg Sports Traumatol Arthrosc. 2010; 18: 1098-104.

14. Peskun ChJ, Chahad J, Steinfeld ZY, Whelan DB. Risk factors for peroneal nerve injury and recovery in knee dislocation. Clin Orthop. 2012; 470: 774-8.

15. Taylor AR, Arden GP, Rainey HA. Traumatic dislocation of the knee: report of 43 cases with special reference to conservative treatment. J Bone joint Surg. 1972; 54: 96-102.

16. Czymy S, Peszko J. A case of inveterate dislocation of the knee joint. Chir Narzadow Ruchu Ortop Pol. 1996; 61: 403-7.

17. Elmali N, Elmali N, Esenkaya I, Harma A. Delayed reconstruction of irreductible chronic posterolateral dislocation of the knee with buttonholing of the medial femoral condyle. European Journal Trauma. 2005; 6: 586-9.

18. Henshaw RM, Shapiro MS, Oppenheim WL. Delayed reduction of traumatic knee dislocation. A case report and literature review. Clin Orthop. 1996; 330: 152-6.

19. Richter M, Lobenhoffer P. Chronic posterior knee dislocation: treatment with arthrolysis, posterior cruciate ligament reconstruction and hinged external fixation. Injury. 1998; 29: 546-9.

20. LaPrade RF, Johansen S, Engebretsen L. Outcomes of an anatomic posterolateral knee reconstruction: surgical technique. J Bone Joint Surg Am. 2011; 93(Suppl 1): 10-20.

21. Kinzer A, Jenkins W, Urch SE, Shelbourne KD. Rehabilitation following knee dislocation with lateral side injury: implementation of the knee symmetry model. North Am J Sports Phy Therapy. 2010; 5: 155-65.

22. Levy BA, Dajani KA, Morgan JA, Shah JP, Dahm DL, Stuart MJ. Repair versus reconstruction of the fibular collateral ligament and posterolateral corner in the multiligament-injured knee. Am J Sports Med. 2010; 38: 804-9.

23. Levy BA, Krych AJ, Shah JP, Morgan JA, Stuart MJ. Staged protocol for initial management of the dislocated knee. Knee Surg Sports Traumatol Arthrosc. 2010; 18: 1630-7.

24. Mills WJ, Barei DP, McNair P. The value of the ankle-brachial index for diagnosing arterial injury after knee dislocation: a prospective study. J Trauma. 2004; 5: 1261-5.

25. Mercer D, Firoozbakhsh K, Prevost M, Mulkey P, DeCoster TA, Schenck R. Stiffness of knee-spanning external fixation systems for traumatic knee dislocations: a biomechanical study. J Orthop Trauma. 2010; 24: 693-6.

26. Hirschmann MT, Iranpour F, Müller W, Friederich NF. Surgical treatment of complex bicruciate knee ligament injuries in elite athletes: what long-term

outcome can we expect? Am J Sports Med. 2010; 38: 1103-9.

27. Hirschman MT, Zimmermann N, Rychen T, Candrian Ch, Hudetz D, Lorez LG, *et al.* Clinical and radiological outcomes after management of traumatic knee dislocations by open single stage complete reconstruction/repair. BMC Musculoesqueletal/Disorders. 2010; 11: 102-3.

28. Ranger P, Renaud A, Phan P, Dahan P, De Oliveira E Jr, Delisle J. Evaluation of reconstructive surgery using artificial ligaments in 71 acute knee dislocations. Int Orthop. 2011; 35: 1477-82.

— Boisrenoult P, Lustig S, Bonneviale P, Leray E, Versier G, Neyret P, *et al.*; French Society of Orthopedic Surgery and Traumatology (SOFCOT). Vascular lesions associated with bicruciate and knee dislocation ligamentous injury. Orthop Traumatol Surg Res. 2009; 95: 621-6.

— Gray JL, Cindric M. Management of arterial and venous injuries in the dislocated knee. Sports Med Arthrosc Rev. 2011; 19: 131-8.

— Hernández Hermoso JA, Val Lechuz M, Jimeno Urban F. Resultados del tratamiento quirúrgico de las luxaciones de rodilla. Rev Ortop Traum. 1993; 37: 36-42.

— Hernández Hermoso JA, Jimeno Urban F. Luxaciones de rodilla. En: Lesiones traumáticas del niño. Madrid: Médica Panamericana; 1995. p. 681-8.

— Kenedy JC. Complete dislocation of the knee joint. J Bone Joint Surg. 1963; 4: 889-904.

— Marcacci M, Zaffagnini S, Bonanzinga T, Pizzoli A, Manca M, *et al.* Articulated external fixator for treatment of complex knee dislocations. Clin Orthop. 2012; 470: 869-76.

— Merritt AL, Wahl C. Initial assessment of the acute and chronic multiple-ligament injured (dislocated) knee. Sports Med Arthrosc. 2011; 19: 93-103.

— Nicandri GT, Slaney SL, Neradilek MB, Larson RV, Green JR, *et al.* Can magnetic resonance imaging predict posterior drawer laxity at the time of surgery in patients with knee dislocation or multiple-ligament knee injury? Am J Sports Med. 2011; 39: 1053-8.

— Shenck RC Jr. The dislocated knee. Instr Course Lect. 1994; 43: 127-36.

— Tocci SL, Heard WM, Fadale PD, Brody JM, Born C. Magnetic resonance angiography for the evaluation of vascular injury in knee dislocations. J Knee Surg. 2010; 23: 201-7.

— Veltri DM, Deng XH, Torzilli PA, Maynard MJ, Warren RF. The role of the popliteofibular ligament in stability of the human knee. A biomechanical study. Am J Sports Med. 1996; 24: 19-27.

— Yu JS, Goodwing D, Salonen D, Pathria MN, Resnick D, Dardani M, *et al.* Complete dislocation of the knee: spectrum of associated soft-tissue injuries depicted by MR imaging. AJR Am J Roentgenol. 1995; 164: 135-9.

Capítulo 5

Lesiones del tendón rotuliano en artroplastia total de rodilla

D. Popescu, F. Maculé Beneyto

Unidad de Rodilla, Servicio de Cirugía Ortopédica y Traumatología, Hospital Clínic,
Universitat de Barcelona, Barcelona, España

Dirección para correspondencia
Dr. Dragos Popescu
dragpope@gmail.com

Introducción

La interrupción del aparato extensor es una complicación infrecuente de la prótesis total de rodilla, con una prevalencia del 0,17-2,5 %.[1,2] Puede generar una disminución de la funcionalidad de la articulación, así como de la calidad de vida de los pacientes. El mecanismo extensor puede ser interrumpido en cualquier lugar a lo largo de su continuidad anatómica, desde la rotura o avulsión del tendón cuadricipital, o la fractura de la rótula, hasta roturas o avulsiones del tendón rotuliano.

La lesión del tendón rotuliano puede ser intraoperatoria o postoperatoria, pero con más frecuencia sucede durante el acto quirúrgico.[3] Las causas más comunes son la avulsión o la lesión causada por una tensión excesiva durante la exposición del campo quirúrgico, la resección rotuliana inadecuada, la fractura de la rótula periimplante, la rigidez secundaria a cirugías previas, la patela baja, etc.[4,5] La lesión postoperatoria es rara, y puede ir precedida por una infección, una mala alineación de los componentes o un traumatismo.[4]

Sean cuales sean el tipo de lesión (aguda o crónica) y la etiología, el tratamiento está lejos de ser el ideal.

1   Lesiones agudas

No se ha establecido un límite claro a partir del cual una lesión reciente pasa a ser considerada crónica. Las lesiones agudas generalmente ocurren durante el acto quirúrgico, debido a una exposición inadecuada. En casos selectivos (patela baja, fibrosis peripatelar debida a cirugías previas, etc.), para evitar lesiones del tendón rotuliano puede hacerse una osteotomía de la tuberosidad tibial anterior o una tenotomía del cuádriceps tipo *quad-snip*.[6,7] Tabutin *et al.*[8] utilizaron la osteotomía de la tuberosidad tibial anterior para colocar una prótesis total de rodilla en 21 pacientes con rodillas de difícil acceso, con buenos resultados, fijando la osteotomía con dos tornillos. Las lesiones agudas también pueden ocurrir en el postoperatorio, con menos frecuencia, a raíz de una caída sobre la pierna flexionada.

Si el déficit de extensión activa es inferior a 20° puede realizarse un tratamiento conservador, mediante inmovilización en extensión completa durante 6-8 semanas. Después se permite la flexión activa gradual con una rodillera articulada, pero con bloqueo en extensión para la deambulación durante las primeras semanas de movilización, para evitar caídas. Si el déficit de extensión activa es superior a 20°, el tratamiento recomendado es el quirúrgico, mediante reparación del tendón en función de la localización de la rotura, con o sin aumento de este.

Si son avulsiones proximales debe realizarse una reinserción mediante dos o tres túneles transóseos en la patela y suturas tipo Krackow con hilos resistentes en el tendón rotuliano (véase la figura 1). En general, a pesar de la existencia de un botón patelar colocado en la rótula, estos túneles pueden hacerse sin problemas y no es preciso un aumento adicional.

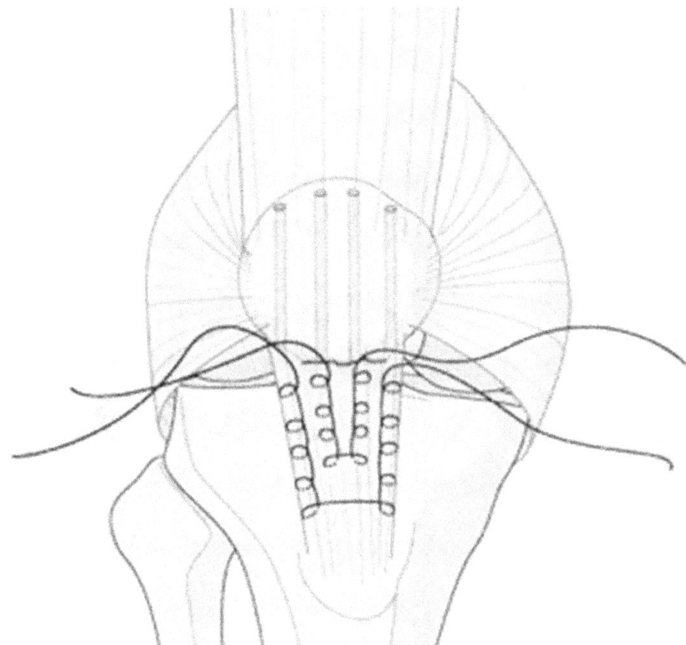

Figura 1

Reinserción del tendón rotuliano mediante túneles longitudinales transrotulianos y suturas tipo Krackow en el tendón.

Si se trata de lesiones intratendinosas debe hacerse una sutura termino-terminal. Normalmente la calidad del tendón no es adecuada, y además las suturas abultan mucho, por lo que recomendamos realizar un aumento adicional con autoinjerto o aloinjerto, por ejemplo de tendón semitendinoso (véase la figura 2). Antes de realizar la sutura, se intenta extraer

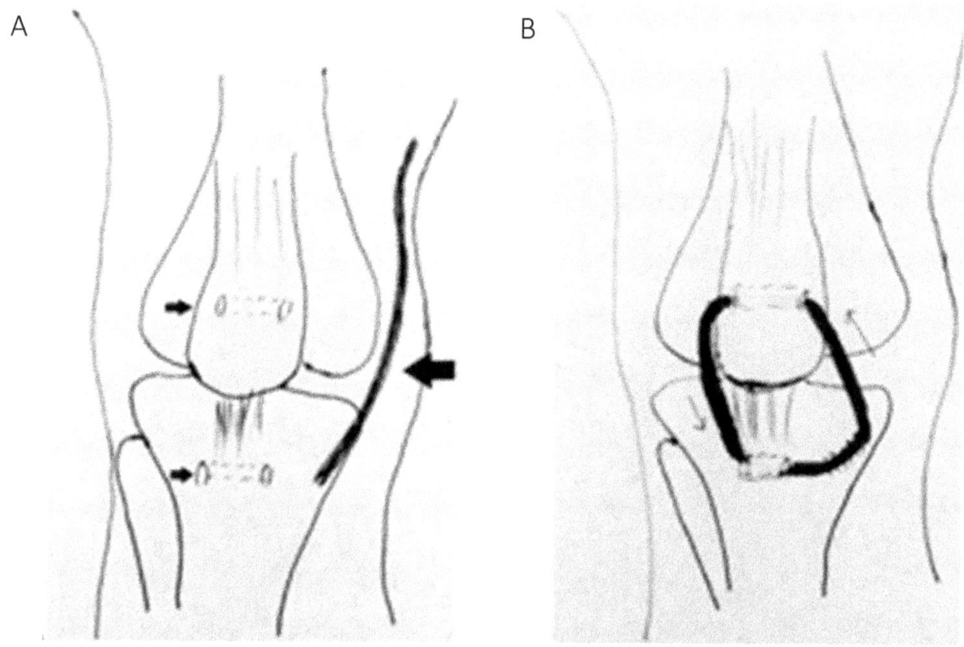

Figura 2
Técnica de aumento realizada con tendón semitendinoso, mediante túneles en la rótula y distalmente en la tuberosidad tibial.

el tendón semitendinoso con un *stripper,* sin desinsertarlo distalmente. Muchas veces esto no es posible debido a la fibrosis tras una prótesis total de rodilla, y entonces se utiliza un aloinjerto (tendón semitendinoso, tibial posterior, etc.). Se realiza un túnel transversal en la patela (en general es suficiente con una broca canulada de 5 mm para un tendón semitendinoso), unos 10 mm por encima del polo inferior, y se pasa el tendón a través de él. Según la longitud del tendón, se realiza otro túnel en la tibia proximal, desde el borde externo de la inserción del tendón rotuliano hacia la parte medial de la tibia. Se pasa el tendón y se fija con un tornillo interferencial, o se suturan los cabos entre sí. En el caso de que la longitud sea insuficiente, se fija con una grapa metálica.

Las avulsiones distales, por suerte aún más infrecuentes, son más complejas de tratar. Recomendamos realizar un reinserción distal con arpones de titanio de 5 mm y suturas tipo Krackow en el tendón, y aumento con autoinjerto o aloinjerto con la técnica ya descrita.

En cuanto a los cuidados postoperatorios, se inmoviliza el miembro con una calza de yeso durante 6-8 semanas. Se autoriza la deambulación en carga asistida con muletas a las 48 horas del postoperatorio. Posteriormente se coloca una ortesis articulada, con flexión progresiva, durante 2 meses más.

En cuanto a los resultados, existe muy poca literatura. Parece que el factor más importante para un buen resultado funcional es el tiempo que ha transcurrido entre la lesión y la cirugía, con un peor pronóstico para las lesiones de más de 1 semana de evolución.[9]

2 Lesiones crónicas

La reparación directa del tendón en casos crónicos no ha dado buenos resultados, debido a la retracción de los bordes y la mala calidad del tejido tendinoso.[4] La indicación quirúrgica viene dada en función de las necesidades del paciente, su comorbilidad y el déficit de extensión activa que presenta (en general tiene que ser superior a 20°).[4] Precisa una inmovilización y una fisioterapia prolongadas, que no son posibles en todos los pacientes. Se han propuesto muchas técnicas: reconstrucciones con tejido autólogo (*fascia lata* libre, tendón plantar delgado, tendón *gracilis*, tendón semitendinoso), aloinjerto (tendones rotuliano, Aquiles, tibial anterior o posterior), xenotrasplante bovino o con materiales sintéticos como fibra de carbono.[10] A pesar de disponer de estas técnicas, incluyendo autoinjertos y aloinjertos, ampliamente utilizados,[11,12] los resultados son bastante decepcionantes. En casos de larga evolución, con patela muy alta, de difícil movilización, algunos autores recomiendan una tracción transpatelar durante un máximo de 2 semanas para conseguir su distalización antes de la cirugía.[9]

Hemos publicado[3] nuestra técnica preferida en estos casos: la reconstrucción del tendón rotuliano utilizando un aloinjerto de tendón de Aquiles. En cuanto al procedimiento quirúrgico, se utiliza la cicatriz previa para obtener una amplia exposición del aparato extensor. Se obtiene un colgajo de piel y tejido subcutáneo para prevenir las complicaciones de la piel (retracción, necrosis, etc.). A continuación, se identifica la tuberosidad tibial anterior y se realiza una trinchera rectangular con un área de aproximadamente 2,5 cm de ancho, 2,5 cm de largo y 1 cm de profundidad. Hay que prestar especial atención a los pacientes que llevan un vástago tibial, para evitar una fractura del cemento. La parte superior del defecto tibial debe realizarse con un ángulo de 45° hacia proximal, para evitar la migración superior del bloque óseo del aloinjerto. De este modo, el bloque del hueso de calcáneo se realiza con una forma trapezoidal en sección, con un bisel proximal de 45° (véase la figura 3). Una vez colocado el bloque óseo en su lecho, se fija con dos tornillos canulados de 4,5 mm, con dirección divergente para evitar el choque con la quilla o vástago de la prótesis (véase la figura 4). A continuación, el injerto de tendón de Aquiles se divide en dos fascículos y se realiza una sutura trenzada en cada uno con hilos no reabsorbibles ultrarresistentes (Ethibon™, FiberWire®, etc.). Se suben los dos cabos a través de los retináculos medial y lateral mediante pequeños orificios en los alerones. El fascículo lateral se tuneliza a través del tendón cuadricipital y se pasa al lado medial de la patela (véase la figura 5). Una vez que el fascículo lateral está colocado en el borde superomedial de la rótula, se desplaza esta en sentido distal con la ayuda de una pinza de Codivilla (con la tensión suficiente) y se sutura a las partes blandas (alerón medial, tendón cuadricipital), con la rodilla en extensión completa y distalización máxima de la rótula. A continuación, la reconstrucción se refuerza con puntos simples para los dos haces. El fascículo medial se sutura a tensión a lo largo del tendón cuadricipital.

El postoperatorio es idéntico al de la reparación directa, con inmovilización en extensión completa durante 6-8 semanas y luego flexión progresiva protegida con una ortesis articulada. Se autoriza la carga a las 48 horas.

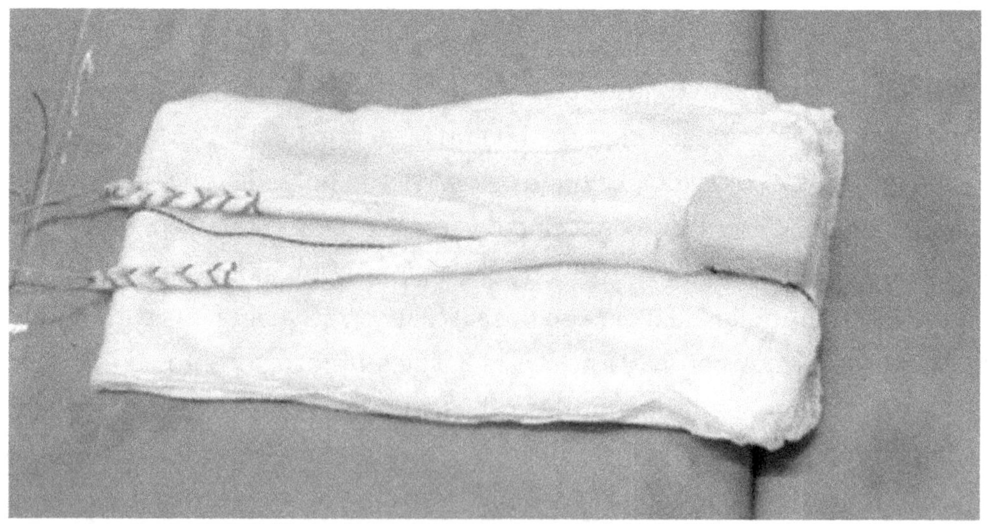

Figura 3

Preparación del aloinjerto de tendón de Aquiles, con una pastilla ósea rectangular y dos haces largos.

La evidencia científica es muy limitada, con series pequeñas de corto seguimiento. Crossett *et al.*[10] publicaron una serie de nueve pacientes portadores de prótesis total de rodilla intervenidos para reconstrucción del aparato extensor con aloinjerto de tendón de Aquiles, con dos fallos del injerto a corto plazo que precisaron una revisión. Barrack *et al.,*[13] en una serie de 14 pacientes portadores de prótesis total de rodilla con roturas crónicas del aparato extensor, utilizaron aloinjerto de tendón de Aquiles en ocho de ellos. Diez de sus pacientes presentaban un déficit de exten-

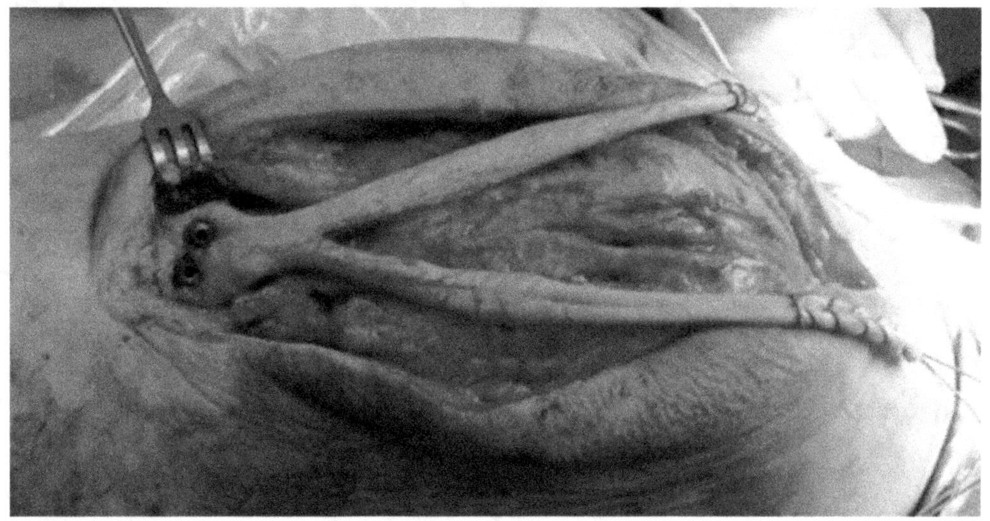

Figura 4

Plastia ya implantada y fijada distalmente con dos tornillos divergentes para evitar la quilla o el vástago tibial.

sión activa inferior a 10°, dos de 15°, uno de 30° y uno de 45°. Nuestra experiencia con esta técnica empezó en 2010, y recientemente hemos publicado los resultados de los primeros cinco pacientes intervenidos.[3] Hasta la fecha tenemos un total de doce pacientes, con un fallo (déficit residual mayor de 30°) y una infección solucionada con desbridamiento quirúrgico y tratamiento antibiótico. Otros autores han presentado casos aislados de reconstrucción con esta técnica.[14,15]

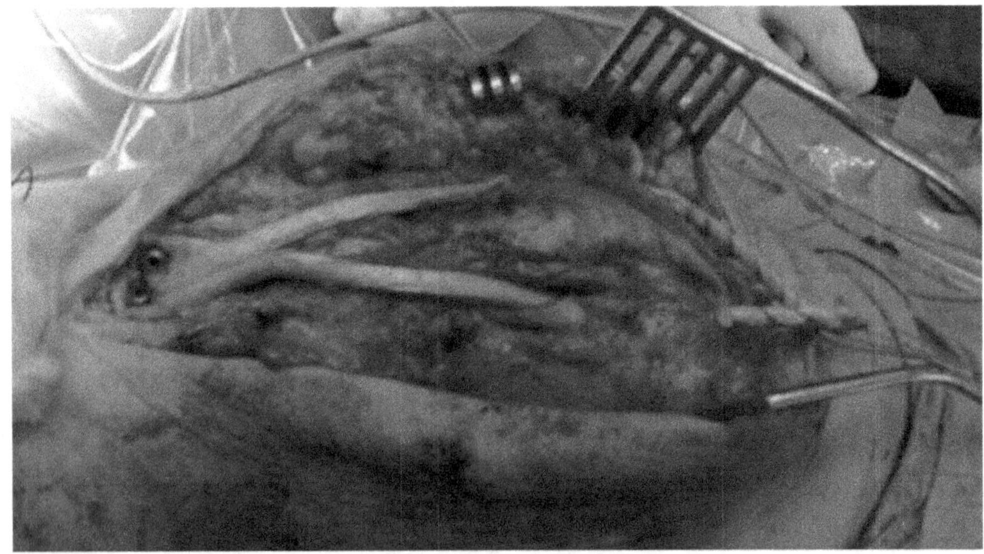

Figura 5

Imagen quirúrgica con la distribución de los dos haces alrededor de la rótula, prácticamente envolviéndola.

Si estas técnicas no son apropiadas, o cuando la altura del tendón rotuliano se ve afectada por la retracción crónica, o la rótula está muy dañada o necrótica, la reconstrucción con aloinjerto masivo de aparato extensor se ha convertido en un estándar para la reparación de la disfunción crónica del tendón patelar. Otras indicaciones adicionales pueden incluir una gran osificación del tendón rotuliano, la patelectomía previa con grave déficit de extensión, la patela baja grave o la inhabitual reconversión de una artrodesis.

Rosenberg[4] revisó 64 aloinjertos masivos del aparato extensor realizados con esta técnica en 41 mujeres y 15 hombres, con un seguimiento mínimo de 2 años. Un paciente se perdió durante el seguimiento y tres murieron antes de los 2 años, dejando 50 disponibles para el estudio. El fracaso se definió como una puntuación en la *Knee Score* inferior a 60 puntos, un déficit de extensión activa mayor de 30° o la necesidad de cirugía de revisión. Con un seguimiento medio de casi 5 años (rango 2-10 años), 28 pacientes (56 %) tenían la extensión activa completa, mientras que 19 (38 %) fallaron, incluyendo cuatro revisados mediante un segundo aloinjerto debido a un déficit recurrente de extensión, cinco con infecciones profundas y diez con *Knee Score* inferior a 60 o déficit de extensión mayor de 30°. Otras complicaciones incluyeron seis revisiones de la fijación del bloque óseo tibial (12 %), de las cuales cinco se curaron, y tres fracturas periprotésicas tibiales en el sitio del bloque de hueso tibial.

3 Complicaciones

A pesar de la poca incidencia de esta lesión, sus consecuencias funcionales pueden ser muy importantes para el paciente. Si en la fase aguda, sobre todo en los arrancamientos proximales del tendón, los resultados clínicos son aceptables, con una recuperación completa de la extensión activa, en el resto de las lesiones, y sobre todo en las crónicas, casi siempre permanece un déficit de extensión activa, en general inferior al inicial. Si a esto añadimos otras complicaciones adicionales derivadas de la cirugía, entonces podríamos hablar de una situación con un pronóstico potencialmente grave.

Como siempre en cirugía ortopédica, una de las complicaciones más temidas es la infección. Rosenberg[4] tuvo cinco infecciones profundas en una serie de 64 reconstrucciones del aparato extensor con aloinjerto. En nuestra experiencia actual (doce casos) hemos tenido una infección, que se solucionó con desbridamiento quirúrgico y antibioticoterapia. No encontramos ningún caso descrito en la literatura que precisara la extracción del implante y la revisión en dos tiempos.

El fallo de fijación de la pastilla ósea en las reconstrucciones de lesiones crónicas no es infrecuente. Rosenberg[4] tuvo que revisar el 12 % de sus reconstrucciones con aloinjerto por esta complicación. Crossett *et al.*[10] describieron un fallo de fijación de la pastilla ósea en nueve casos.

El aflojamiento del componente tibial puede ocurrir, pero es una complicación rara. Rosenberg[4] refiere una tasa del 5 % de aflojamientos del componente tibial a los 2 años de seguimiento. Nosotros no hemos visto ningún caso hasta la fecha.

Las fracturas perioperatorias tampoco son infrecuentes. Pueden ocurrir en la rótula (en los túneles óseos) o en la tuberosidad (túnel óseo o alrededor de la trinchera en los casos crónicos).

Otra complicación temida, pero por fortuna rara, es la necrosis de la piel en la zona de la tuberosidad tibial. Al tratarse de una zona donde la piel no tiene soporte muscular en su profundidad, casi cualquier complicación de este tipo precisa un injerto muscular rotacional, generalmente de gemelo interno.

4 Conclusión

Las expectativas de los pacientes y del cirujano deben ser ponderadas por la alta tasa de complicaciones y fallo en el manejo de las lesiones del aparato extensor. La existencia de un déficit de extensión activa inferior a 20° es un indicador de que el tratamiento conservador puede ser más apropiado. Los resultados finales dependen en gran medida de la calidad y la extensión del tejido local, así como de factores adicionales relacionados con la función de la artroplastia subyacente, junto con las características y las expectativas individuales de cada paciente.

Bibliografía

1. Lynch AF, Rorabeck CH, Bourne RB. Extensor mechanism complications following total knee arthroplasty. J Arthroplasty. 1987; 2: 135-40.

2. Rand JA, Morrey BF, Bryan RS. Patellar tendon rupture after total knee arthroplasty. Clin Orthop Relat Res. 1989; 244: 233-8.

3. Ares O, Lozano LM, Medrano-Nájera C, Popescu D, Martínez-Pastor JC, Segur JM, *et al.* New modified Achilles tendon allograft for treatment of chronic patellar tendon ruptures after TKR. Arch Orthop Trauma Surg. 2014; 134: 713-7.

4. Rosenberg AG. Management of extensor mechanism rupture after TKA. J Bone Joint Surg Br. 2012; 94(11 Suppl A): 116-9.

5. Park SS, Kubiak EN, Wasserman B, Sathappan SS, Di Cesare PE. Management of extensor mechanism disruptions occurring after total knee arthroplasty. Am J Orthop. 2005; 34: 365-72.

6. Arsht SJ, Scuderi GR. The quadriceps snip for exposing the stiff knee. J Knee Surg. 2003; 16: 55-7.

7. Kelly MA, Clarke HD. Stiffness and ankylosis in primary total knee replacement. Clin Orthop Relat Res. 2003; 416: 68-73.

8. Tabutin J, Morin-Salvo N, Torga-Spak R, Cambas PM, Vogt F. Tibial tubercule osteotomy during medial approach to difficult knee arthroplasties. Orthop Traumatol Surg Res. 2011; 97: 276-86.

9. Siwek CW, Rao JP. Ruptures of the extensor mechanism of the knee joint. J Bone Joint Surg Am. 1981; 63: 932-7.

10. Crossett LS, Sinha RK, Sechriest VF, Rubash HE. Reconstruction of a ruptured patellar tendon with Achilles tendon allograft following total knee arthroplasty. J Bone Joint Surg Am. 2002; 84-A: 1354-61.

11. Burnett RSJ, Berger RA, Della Valle CJ, Sporer SM, Jacobs JJ, Paprosky WG, *et al.* Extensor mechanism allograft reconstruction after total knee arthroplasty. J Bone Joint Surg Am. 2005; 87(Suppl 1 (Pt2)): 175-94.

12. Emerson RH, Head WC, Malinin TI. Reconstruction of patellar tendon rup-

ture after total knee arthroplasty with an extensor mechanism allograft. Clin Orthop Relat Res. 1990; 260: 154-61.

13. Barrack RL, Stanley T, Allen Butler R. Treating extensor mechanism disruption after total knee arthroplasty. Clin Orthop Relat Res. 2003; 416: 98-104.

14. Bermúdez CA, Ziran BH, Barrette-Grischow M-K. Use of Achilles tendon-bone allograft for reconstruction of the patellar tendon in patients with severe disruption of the extensor mechanism of the knee: a case report. J Trauma. 2007; 63: 211-6.

15. Falconiero RP, Pallis MP. Chronic rupture of a patellar tendon: a technique for reconstruction with Achilles allograft. Arthroscopy. 1996; 12: 623-6.

Capítulo 6

La reconstrucción en dos tiempos del fracaso de la plastia del ligamento cruzado anterior

A. Maestro

FREMAP, Mutua de Accidentes Laborales, Gijón (Asturias), España

L. Rodríguez

Servicio de Traumatología
Hospital de Cabueñes, Gijón (Asturias), España

I. Pipa

Hospital de Cabueñes, Gijón (Asturias), España

N. Rodríguez

Hospital de Cabueñes, Gijón (Asturias), España

Dirección para correspondencia
Dr. Antonio Maestro
antonio_maestro_fernandez@fremap.es

Introducción

La verdadera clave para el éxito en la reconstrucción del fracaso de una plastia del ligamento cruzado anterior (LCA) estriba en el correcto conocimiento de su causa, que en ocasiones es multifactorial.[1,2] No obstante, el mayor porcentaje de los casos de fracaso viene ocasionado por errores técnicos.

Sin duda alguna, el mayor índice de fracasos estriba en el mal posicionamiento de la plastia desde un punto de vista mecánico, que se produce fundamentalmente por errores en los sitios de entrada o en la angulación de los túneles. La consecuencia habitual es el atrapamiento de la plastia o su micromovilidad en el interior de los túneles, que conduce a un ensanchamiento mecánico o lisis de estos,[2] lo cual, asociado a los cambios bioquímicos en el líquido sinovial,[3] acaba por provocar el fracaso de la plastia.

Ante el fracaso de las plastias con un buen o «casi correcto» posicionamiento de los túneles, somos partidarios de mantener los restos viables de plastia que puedan ser funcionales o «biológicamente favorables», y añadir una nueva plastia en una disposición similar a lo que sería una técnica de doble fascículo. Sin embargo, cuando tenemos unos túneles mal posicionados —con el consiguiente riesgo de rotura del muro posterior—, o unos túneles ampliados o dilatados que imposibilitan la realización de un nuevo y correcto túnel, somos partidarios de realizar la técnica de revisión en dos tiempos, con un primer tiempo de limpieza y relleno de los túneles, y un segundo tiempo de colocación de una plastia bien posicionada.

Por tanto, el conocimiento de dichos puntos de entrada intraarticular es una premisa indispensable para la correcta colocación de los túneles de la plastia del LCA, con independencia de si pretendemos realizar una plastia simple o en doble banda, o desde un portal anteromedial o transtibial, o en una disposición anatómica baja o alta, pues dicha correcta colocación va a determinar el concepto de ligamentización y fijación biológica en túnel para evitar micromovimientos.

Teniendo en cuenta que las series publicadas muestran unos rangos excelentes y buenos del 70 % en las cirugías de revisión, si bien con parámetros funcionales del International Knee Documentation Committee (IKDC) inferiores a los de la cirugía primaria,[4-6] en la actualidad la multirrevisión no debe considerarse una opción descartable por la calidad ósea debido a la técnica previa o a la lisis ósea.[7] A pesar de estos buenos resultados tras la cirugía de revisión, las lesiones condrales o meniscales asociadas serán las causantes de la disminución de las valoraciones funcionales a largo plazo, especialmente en los pacientes con una alta demanda funcional, como los deportistas,[2,8] por lo que se ha preconizado la realización de la cirugía de manera precoz, antes de los 6 meses del diagnóstico de fracaso de la plastia.[9]

1 Caso clínico

Paciente deportista profesional con tres intervenciones sobre la rodilla derecha, con persistencia de la sensación de fallos y derrames de repetición.

A la exploración destaca la presencia de signos de inestabilidad anterior y también de una inestabilidad rotatoria. Destaca una leve laxitud medial.

Los estudios de resonancia magnética muestran un fracaso de la plastia previa, con desplazamiento de la tibia sobre el fémur, amplio túnel tibial con ensanchamiento «en embudo» distal (véase la figura 1) y dos túneles femorales asimismo ampliados y con comunicación proximal intertúnel, lo que ocasiona un defecto condral en la zona medial y posterior del cóndilo femoral interno (véase la figura 2).

La telerradiografía y la exploración muestran una tibia en ligero varo bilateral, sin ningún criterio objetivo de inestabilidad anteromedial, siendo una inestabilidad anteroposterior como criterio diagnóstico clínico.

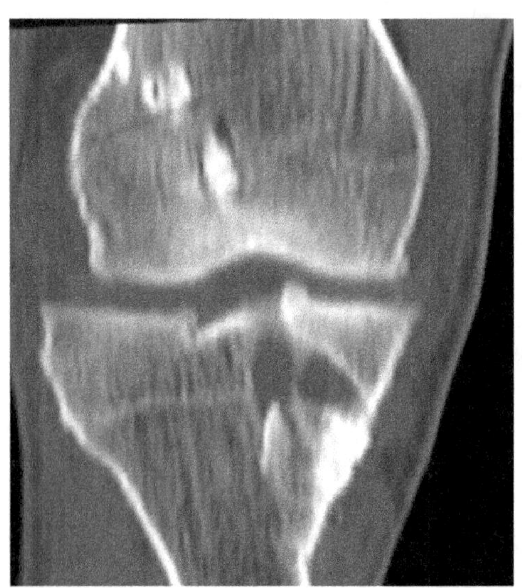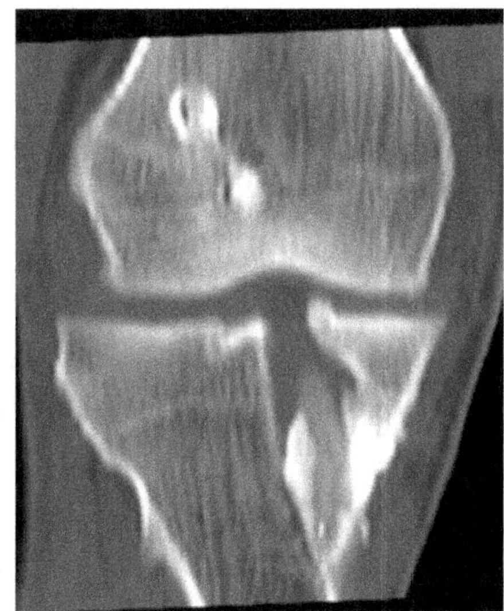

Figura 1

Marcado defecto tibial con convergencia de túneles y tornillo interferencial.

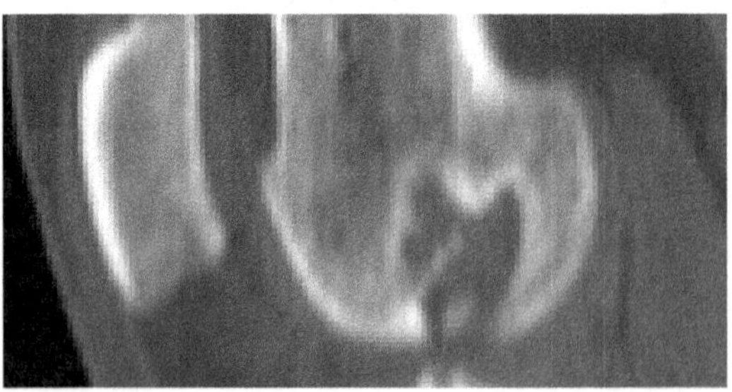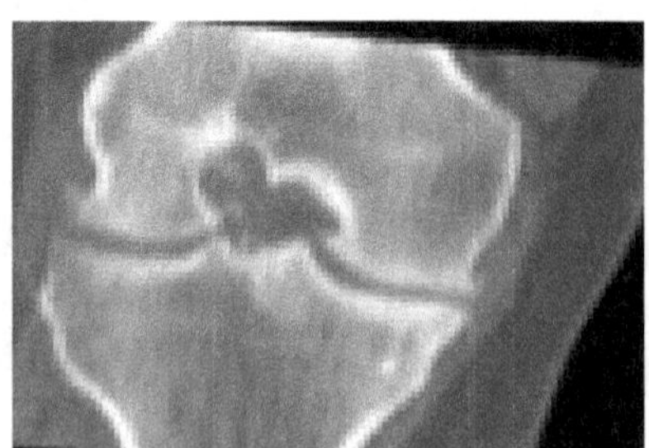

Figura 2

Comunicación entre túneles con marcada ampliación de entrada femoral
y defecto condral en el cóndilo femoral interno.

1.1 Definición del problema

- Inestabilidad poscirugía previa, con mal posicionamiento de los túneles de cirugías de reconstrucción del LCA en un paciente con alta demanda funcional, lo que ocasiona un ensanchamiento de los túneles con el consiguiente fracaso mecánico de la plastia y la consecutiva clínica de inestabilidad.

- Dificultad ocasionada por el ensanchamiento de los túneles, por el amplio espacio entre plastia y túnel, y la consiguiente imposibilidad de una fijación correcta intratúnel, así como la posibilidad de rotura de la pared de los túneles (con especial riesgo en la pared posterior) en la nueva cirugía de revisión al intentar posicionar la neoplastia en una disposición «anatómica», y cuando menos en disposición «baja» en un intento de obtener una horizontalización de la plastia.

1.2 Opciones quirúrgicas

- Recambio en un tiempo mediante plastia autóloga de cuádriceps o de rodilla contralateral y relleno óseo de los túneles previos mediante tejido óseo autólogo, con el fin de evitar causas biológicas del fracaso.

- Recambio en un tiempo mediante aloinjerto y relleno óseo de los túneles previos con tejido óseo de banco.

- Recambio en dos tiempos, procediendo en el primero al relleno óseo con injerto de banco y en el segundo con plastia de banco de sustitución.

1.3   Método preferido por el autor

Una vez descartado un proceso biológico de no adaptación de las plastias previas colocadas, la técnica en dos tiempos ofrece una mayor seguridad a la hora de realizar el recambio por un mal posicionamiento de los túneles cuando estos están aumentados, ya que la colocación de una plastia de revisión en una zona que permita micromovimientos de repetición puede llevar al fracaso de la neoligamentización y, por tanto, al fracaso de la plastia.

En la mayoría de los casos de cirugía de revisión, y siguiendo patrones de la clásica osteosíntesis en el fracaso de la consolidación ósea con pseudoartrosis, somos partidarios del cambio de los sistemas de fijación o de la realización de sistemas de fijación mixtos; es decir, si el paciente tenía un sistema de fijación femoral mediante suspensión cortical, en la cirugía de revisión se cambia a un sistema interferencial o bien a un sistema mixto mediante fijación interferencial más fijación cortical (en la superficie sana). Igualmente en la tibia, al ser lo habitual una fijación interferencial, se pasa a fijación mixta mediante interferencial y sistema poste o grapa tibial.

La planificación preoperatoria parece ser el eslabón más importante en la toma de decisiones, por lo que el trabajo conjunto con el radiólogo es obligado en estos casos, y además del exhaustivo y meticuloso examen preoperatorio hay unas exigencias de visualización correcta de la posición real de los túneles intraarticularmente y su consiguiente dilatación, para lo que es necesario un correcto conocimiento de la anatomía y de la posición de trabajo artroscópico de la rodilla, que hay que recordar que es en 90° de flexión, y así un habitual cambio de los portales parece ser la mejor opción (casi obligada) de visualización para ver de manera amplia y real las localizaciones correctas, ya que, como es lógico pensar, la alteración de la pared dificulta los correctos posicionamientos al desaparecer las referencias (véase la figura 3).

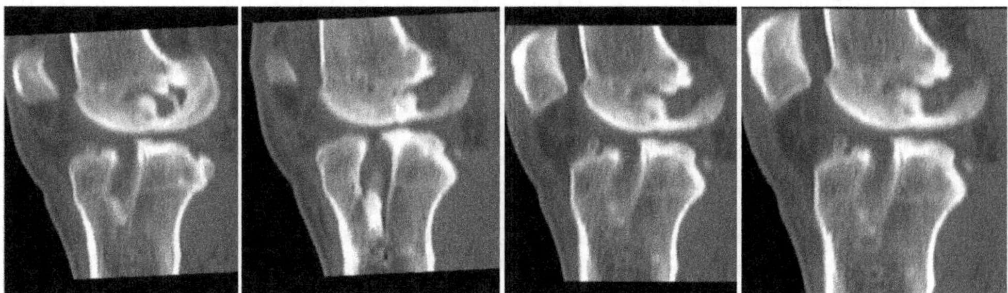

Figura 3

Ambos túneles previos, con su convergencia y marcado defecto óseo en la zona correcta para la colocación del nuevo punto de entrada del túnel femoral.

En un primer tiempo, y según la técnica artroscópica habitual, tras el recorrido sistemático de la rodilla y realizado un cambio de portales, desde el portal anteromedial puede lograrse una muy correcta visualización de toda la pared medial del cóndilo femoral externo, del espacio intercondíleo y de las distancias y el estado o la conservación del muro posterior. Igualmente, este cambio de portales permite ver el posicionamiento del túnel tibial y las distancias a las estructuras que nos sirven de referencia para su correcta colocación (menisco externo, ligamento cruzado posterior y ligamento intermeniscal anterior).

Una vez realizada la «planificación intraarticular in situ» se procede a la limpieza de la totalidad de los restos de partes blandas o de tejido de las plastias previas inservibles, y comprobado el orificio de entrada de los túneles se procede a la extracción de los sistemas de fijación utilizados en la plastia previa, lo que en ocasiones entraña dificultades y puede exigir un tiempo externo o extraarticular cuando se trata de sistemas de fijación cortical.

A veces, para una correcta visualización del orificio de entrada del túnel previo puede ser necesario realizar un portal anteromedial accesorio, lo que se hace de manera correcta mediante la inicial introducción de una aguja larga (tipo aguja espinal o Abocatt®) para así obtener un correcto posicionamiento de la instrumentación, y asimismo este portal nos servirá como referencia o no para el segundo tiempo quirúrgico de la reconstrucción.

Visualizado ya el túnel previo y extraído el material de osteosíntesis, se hacen un curetaje y una limpieza de los túneles en un intento de localizar tejido óseo sano, debiendo evitar el uso de sistemas de electrocoagulación o radiofrecuencia por el deletéreo efecto térmico sobre las paredes óseas.

En el lado tibial resulta imprescindible una idéntica situación de curetaje, y siempre es una opción de gran ayuda la introducción del artroscopio a través del túnel tibial, o tuneloscopia, para así asegurar la limpieza de restos del túnel o visualizar el túnel femoral en casos de técnica transtibial.[10]

Si es posible el acceso aconsejamos la realización de unas microperforaciones de las paredes del túnel con agujas de Kirschner, mejor que con broca fina debido a la posibilidad de rotura por la posible angulación necesaria para un correcto acceso.

Mediante injertos óseos procedentes de banco de tejidos, que en nuestro caso mezclamos con injertos autólogos de cresta iliaca del propio paciente, se inicia el relleno de los túneles. Debe intentarse la introducción de *chips* corticoesponjosos o bicorticales (véanse las figuras 4 y 5) en el interior del túnel y el posterior relleno de los espacios en un intento de *press-fit* con tejido esponjoso (véase la figura 6), el cual es impactado con la ayuda de los típicos dilatadores comerciales del instrumental de cirugía del LCA, que deberán ser de menor tamaño que el túnel que se tiene (la compresión ósea

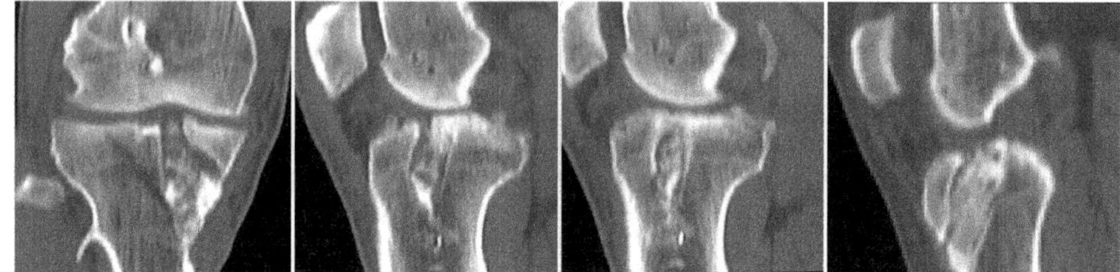

Figura 4

Visión del relleno del túnel tibial.

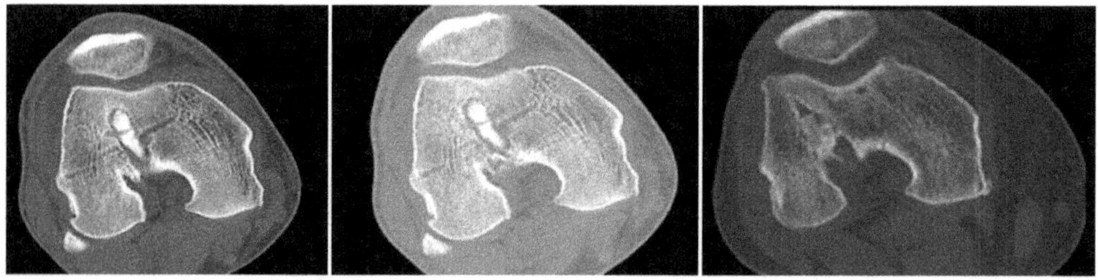

Figura 5

Relleno corticoesponjoso de los túneles femorales, con visión de defecto
en el punto de entrada del túnel.

a veces es preferible realizarla desde el propio orificio tibial hasta el femoral
en los casos de técnicas transtibiales) y hay que introducirlos de manera
muy progresiva (véase la figura 7). A mayor sensación de *press-fit,* mayor
sensación de posibilidad de relleno de los túneles para un segundo tiempo
quirúrgico.

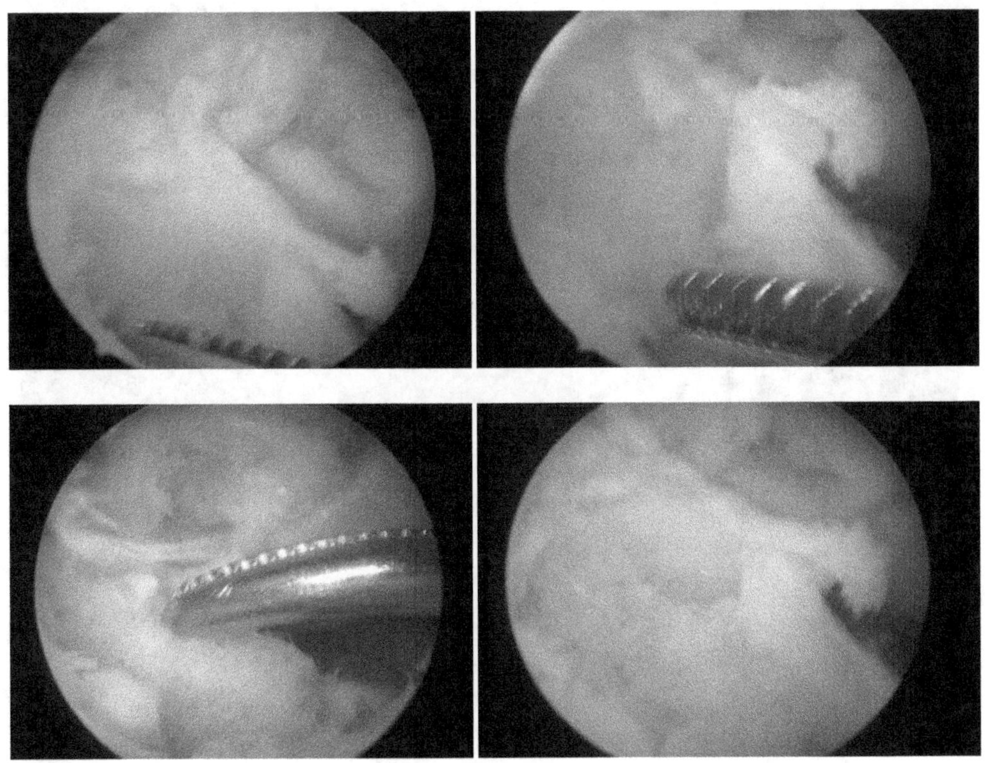

Figura 6

Introducción de injertos esponjosos a través del portal artroscópico
anteromedial.

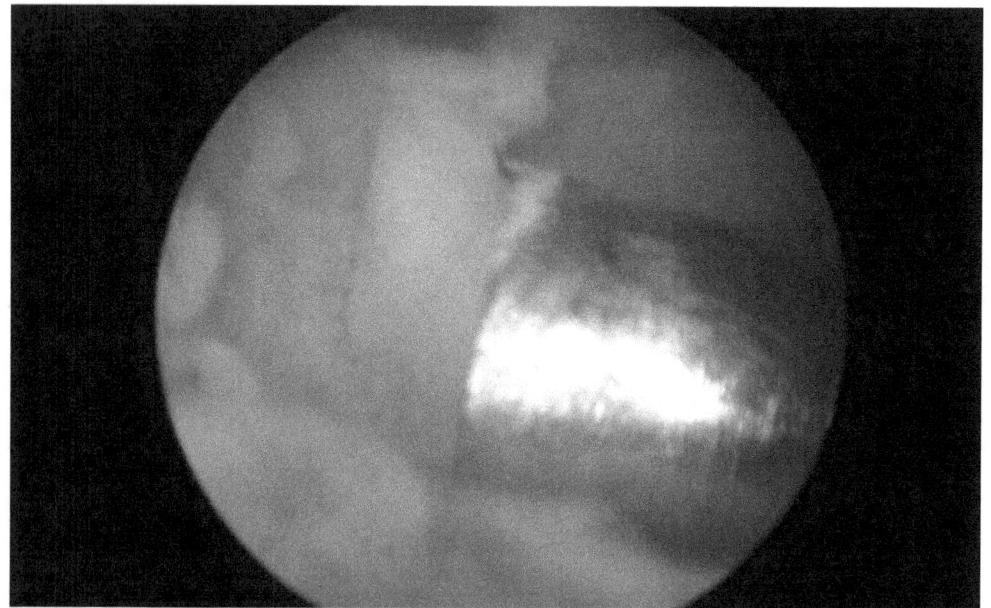

Figura 7

Relleno del túnel con impactación de injertos mediante instrumental específico con el objetivo de lograr un buen *press-fit*.

Tras un tiempo de espera para obtener la integración de los injertos óseos en el interior de los túneles, que en nuestros casos nunca ha sido inferior a 4 meses, y después de confirmar el relleno mediante tomografía computarizada (véase la figura 8), aunque se han publicado series con tiempos inferiores a 3 meses,[11] se procede al segundo tiempo artroscópico que se inicia igualmente tras el reconocimiento in situ y el cambio

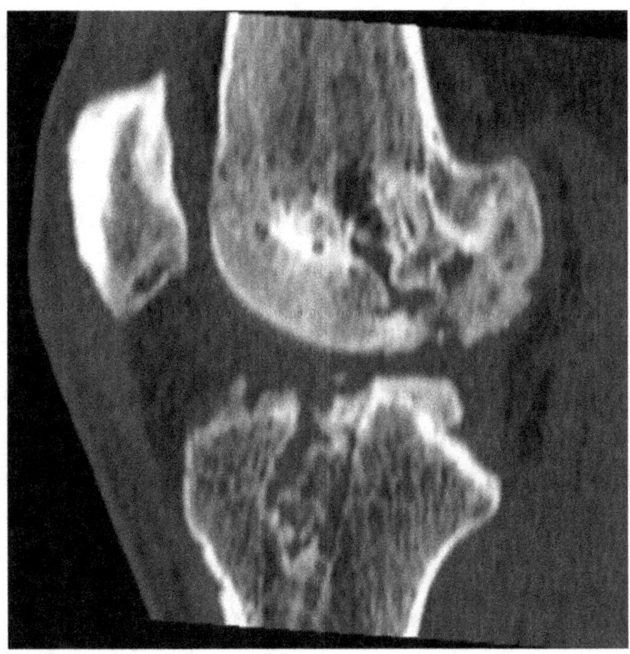

Figura 8

Visualización del relleno de los túneles a los 3 meses de la primera cirugía.

de portales, para desde el portal anteromedial visualizar toda la pared
medial del cóndilo externo y proceder a marcar el punto de entrada, que
puede realizarse con el instrumental habitual de microfracturas. En ocasiones puede ser necesario realizar una ampliación de la escotadura para
ver correctamente dichos puntos de entrada femoral o la condiloplastia
«selectiva».

Posteriormente, en una posición de flexión de la rodilla de más de 100°, y de nuevo desde el portal anteromedial,[10] con la referencia del muro posterior (si es posible), y teniendo en cuenta una disposición «baja», que es la que nos va a proporcionar unas mejores cinemática y estabilidad rotacional,[12] se procede a la introducción de una aguja-guía de Kirschner y al fresado progresivo.

La localización «imaginaria» (ante la imposibilidad de visualización real debido al relleno óseo previo y por tanto a la desestructuración de los relieves anatómicos primarios o vírgenes en la cara medial del cóndilo femoral interno) de la hipotética cresta intercondílea (denominada cresta «del residente»), que está aproximadamente 1 cm anterior al muro posterior, es una referencia muy válida para reconocer el límite anterior del punto escogido para realizar la nueva plastia en una posición horizontal, baja o anatómica del túnel femoral, para lo que (al igual que en el túnel tibial) es importante el uso de fresas de corte largo y progresivas cada 0,5 mm, y no de «bellota», con el fin de evitar desplazamientos de la aguja-guía de Kirschner y obtener así un tejido óseo de mejores características mecánicas alrededor de los túneles (véase la figura 9).

La disposición del túnel tibial[13] es posible que sea un motivo de gran complicación, ya que su dilatación puede producir desplazamientos de la plastia con efecto «cajetín» y, si bien un túnel tibial posterior permite evitar el atrapamiento de la plastia,[14] la disposición vertical de esta permitirá una inesta-

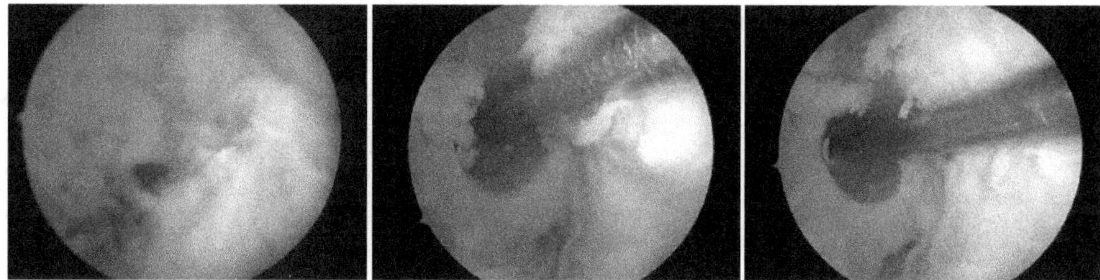

Figura 9

Visión intraarticular del relleno y tras la realización del túnel mediante fresado e impactación progresiva del neotúnel.

bilidad rotacional (aun con buena estabilidad anteroposterior), aumentando las fuerzas de soporte de la plastia en extensión y favoreciendo el fallo.

Al visualizar las referencias de la salida del túnel tibial (menisco externo, ligamento cruzado posterior y ligamento intermeniscal anterior), la colocación de la aguja tibial en una disposición ligeramente medial en la salida intraarticular de la tibia permite una mayor oblicuidad y una menor posibilidad de verticalización posterior de la plastia, para ir colocándolo medialmente a medida que se hace el fresado progresivo (de 0,5 en 0,5 mm).

Una vez realizado el túnel tibial, la confirmación del no atrapamiento de la plastia mediante el uso de una aguja de Kirschner a través del túnel tibial, o de un hilo de sutura en los dos túneles, puede ser de gran ayuda, ya que de presentarse un atrapamiento el cambio de dirección es obligatorio y puede ser necesaria la utilización de doble incisión para un túnel de fuera adentro, así como el relleno intraarticular del túnel tibial para de esta manera desplazar ligeramente la plastia en el túnel tibial anterior o posteriormente, u obtener un mejor *press-fit,* para finalmente comprobar la «fisiometría» de las plastias sin atrapamiento (véase la figura 10).

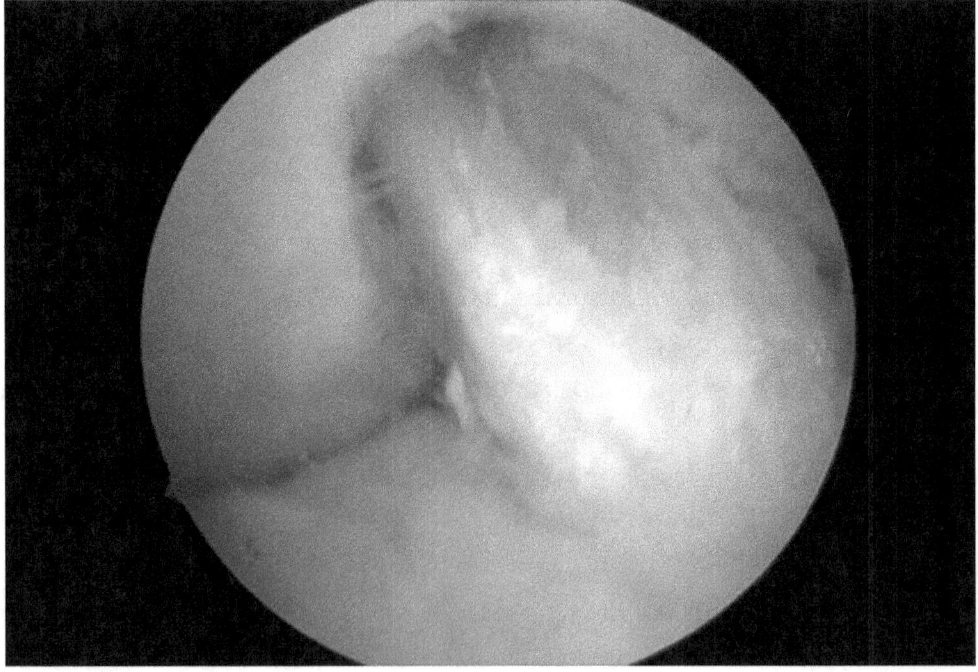

Figura 10
Disposición final de la plastia.

El tipo de plastia puede ser motivo de controversia, pues si bien está demostrada una mejor integración mediante una plastia de tendón rotuliano,[1,15] al ser considerados necesarios al menos 30-35 mm de tejido óseo intratúnel, la dificultad para el pasaje de la neoplastia por los túneles debido al obligado giro intraarticular de la pastilla ósea hace que la plastia con tendones de isquiotibiales o de tibial posterior sea una opción viable.

En nuestro caso, considerando la experiencia adquirida con el uso de la plastia primaria con tendones de isquiotibiales y la escasa experiencia con el uso de aloinjerto de tendón rotuliano en la cirugía primaria, y siendo partidarios de una horizontalización de la plastia (que resulta mas fácil al utilizar plastia de tejidos blandos), nos decantamos por utilizar tendones elásticos tipo tibial posterior. Aunque somos conscientes de la exigencia de un buen muro en las paredes del túnel para la utilización de este tipo de plastias, para nosotros y según nuestra experiencia resultan prioritarios este concepto de *press-fit* intratúnel y una buena fijación mecánica de la plastia para evitar micromovimientos y facilitar la integración que nos conducirá al éxito de este tipo de cirugía.

En casos de debilidad de paredes o de mala calidad ósea, el fresado manual mediante un mango en T habitual o la combinación de impactación de los túneles, tanto tibial como femoral, puede ser de gran ayuda para evitar una indeseable mayor pérdida ósea.

Algunos métodos se han preconizado para calcular el tamaño y la longitud correctos de los túneles,[16,17] así como su satisfactoria posición en la vertiente femoral mediante la técnica de los cuadrantes,[10,18] pero ninguno de ellos previene con seguridad el mal posicionamiento ni la correcta longitud o angulación de los túneles que condicionarán el fracaso.

El paciente, posteriormente a la segunda cirugía, deberá mantener un periodo de inmovilización mayor que en la cirugía primaria, que varía entre 3 y 4 semanas, para luego iniciar una fase de fisioterapia con el objetivo de la recuperación funcional y la ganancia de fuerza habitual mediante los protocolos ya establecidos, que debe realizarse bajo una estrecha vigilancia y con el principio de la progresión y la tolerancia, teniendo muy presentes los habituales signos de alarma (dolor, derrame, inestabilidad) para modificar la pauta con el fin, una vez más, de adaptarla a la individualización del caso.

2 Conclusión

El perfecto conocimiento preoperatorio y el mantenimiento de los tiempos requeridos para la integración ósea, así como la protocolización de los tiempos quirúrgicos junto con un preoperatorio individualizado, serán las claves del éxito en la cirugía de revisión en dos tiempos (véase la tabla 1).

Primer tiempo	Segundo tiempo (3-4 meses después)
Visualización y cambio de portales	Desde un abordaje anteromedial, visualización de la pared del cóndilo
Limpieza articular	Localización de la disposición «baja»
Diagnóstico y reparación de lesiones asociadas	Marcado del punto de entrada con instrumento de microfracturas
Valoración de la situación de los orificios de los túneles	Desde el portal anteromedial, tunelización progresiva e impactación
Limpieza exhaustiva y curetaje	Valoración de condiloplastia «a demanda»
Relleno de los túneles	Evitar túnel tibial posterior
Impactación *(press-fit)*	Fijación «mixta»

Tabla 1
Tiempos quirúrgicos.

El relleno de los túneles en un primer tiempo es obligado cuando el soporte mecánico de la plastia por déficit de *stock* óseo (y la consiguiente pérdida de referencias óseas) impide una correcta fijación e integración hueso-plastia.

La correcta posición de los túneles en disposición baja femoral desde el portal anteromedial y no posterior en la vertiente tibial ofrece una mayor garantía de éxito que las técnicas clásicas.

Bibliografía

1. Clatworthy MG, Annear P, Bulow JU, Bartlett RJ. Tunnel widening in anterior cruciate ligament reconstruction: a prospective evaluation of hamstring and patella tendon grafts. Knee Surg Sports Traumatol Arthrosc. 1999; 7: 138-45.

2. Diamantropoulos AP, Lorbach O, Paessler HH. Anterior cruciate ligament revision reconstruction: results in 107 patients. Am J Sports Med. 2008; 36: 851-60.

3. Cameron M, Buchgraber A, Passler H, Vogt M, Thonar E, Fu F, *et al.* The natural history of the anterior cruciate ligament-deficient knee: changes in synovial fluid cytokine and keratin sulfate concentrations. Am J Sports Med. 1997; 25: 751-4.

4. Denti M, Lo Vetere D, Bait C, Schonhuber H, Melegati G, Volpi P. Revision anterior cruciate ligament reconstruction: causes of failure, surgical technique, and clinical results. Am J Sports Med. 2008; 36: 1896-902.

5. Thomas NP, Kankate R, Wandless F, Pandit H. Revision anterior cruciate ligament reconstruction using a 2 stage technique with bone grafting of the tibial tunnel. Am J Sports Med. 2005; 33: 1701-9.

6. Wegrzyn J, Chouteau J, Philippot R, Fessy MH, Moyen B. Repeat revision of anterior cruciate ligament reconstruction: a retrospective review of management and outcome of 10 patients with an average 3-year follow-up. Am J Sports Med. 2009; 37: 776-85.

7. Coats AC, Johnson DL. Two-stage revision anterior cruciate ligament reconstruction: indications, review, and technique demonstration. Orthopedics. 2012; 35: 958-60.

8. Kamath GV, Redfern JC, Greis PE, Burks RT. Revision anterior cruciate ligament reconstruction. Clinical sports medicine update. Am J Sports Med. 2011; 39: 199-217.

9. Ohly NE, Murray IR, Keating JF. Revision anterior cruciate ligament reconstruction: timing of surgery and the incidence of meniscal tears and degenerative change. J Bone Joint Surg Br. 2007; 89: 1051-4.

10. Dargel J, Schmidt-Wiethoff R, Fischer S, Mader K, Koebke J, Schneider T. Femoral bone tunnel placement using the transtibial tunnel or the anteromedial portal in ACL reconstruction: a radiographic evaluation. Knee Surg Sports Traumatol Arthrosc. 2009; 17: 220-7.

11. Franceschi F, Papalia R, Del Buono A, Zampogna B, Diaz Balzani L, Maffulli N, *et al.* Two-stage procedure in anterior cruciate ligament revision surgery: a five-year follow-up prospective study. Int Orthop. 2013; 37: 1369-74.

12. Loh JC, Fukuda Y, Tsuda E, Steadman RJ, Fu FH, Woo SL. Knee stability and graft function following anterior cruciate ligament reconstruction: comparison between 11 o'clock and 10 o'clock femoral tunnel placement. 2002 Richard O'Connor Award paper. Arthroscopy. 2003; 19: 297-304.

13. Miller MD, Hinkin DT. The "N + 7 rule" for tibial tunnel placement in endoscopic anterior cruciate ligament reconstruction. Arthroscopy. 1996; 12: 124-6.

14. Miller M. Posterior tibial tunnel placement to avoid anterior cruciate ligament graft impingement by the intercondylar roof. An in vitro and in vivo study. Am J Sports Med. 1997; 6: 818-22.

15. Insalata JC, Klatt B, Fu FH, Harner CD. Tunnel expansion following anterior cruciate ligament reconstruction: a comparison of hamstring and patellar tendon autografts. Knee Surg Sports Traumatol Arthrosc. 1997; 5: 234-8.

16. Kenna B, Simon TM, Jackson DW, Kurzweil PR. Endoscopic ACL reconstruction: a technical note on tunnel length for interference fixation. Arthroscopy. 1993; 9: 228-30.

17. Miller M, Olszewski M. Cruciate ligament graft intra-articular distances. Arthroscopy. 1997; 13: 291-5.

18. Bernard M, Hertel P, Hornung H, Cierpinski T. Femoral insertion of the ACL. Radiographic quadrant method. Am J Knee Surg. 1997; 10: 14-21.

Capítulo 7

Defecto postraumático de la meseta tibial externa. Reconstrucción mediante aloinjerto osteocondral masivo

J.C. Monllau

Servicio de Cirugía Ortopédica y Traumatología, Hospital del Mar,
Universitat Autònoma de Barcelona, Barcelona, España
Unidad de Rodilla. ICATME, Hospital Universitari Dexeus,
Universitat Autònoma de Barcelona, Barcelona, España

J.I. Erquicia

Unidad de Rodilla. ICATME, Hospital Universitari Dexeus,
Universitat Autònoma de Barcelona, Barcelona, España

Dirección para correspondencia
Dr. Joan C. Monllau
Jmonllau@parcdesalutmar.cat

Sinopsis

El manejo de los grandes defectos osteocondrales postraumáticos secundarios a fracturas de la meseta tibial supone un reto terapéutico. El objetivo del tratamiento es obtener una rodilla con un amplio rango de movilidad y libre de dolor, que permita desarrollar con normalidad las actividades de la vida diaria. Obviamente, la artroplastia de rodilla, unicompartimental o total, puede cumplir a la perfección este objetivo. Sin embargo, en pacientes jóvenes con larga expectativa de vida, con el fin de evitar o retrasar la sustitución protésica se han considerado otras opciones terapéuticas. El uso de aloinjertos osteocondrales masivos frescos, capaces de restituir el defecto óseo, el hueso subcondral y la superficie articular, está bien documentado en la literatura. No obstante, el corto periodo que media entre la obtención, el procesamiento y la implantación hacen difícil su utilización desde el punto de vista logístico, y solo algunos bancos de tejidos pueden proveerlos. Por su parte, los aloinjertos congelados están ampliamente disponibles, aunque la experiencia clínica de su uso en grandes defectos osteocondrales es más limitada.

En este capítulo se presentan dos casos de secuelas de fractura de meseta tibial externa tratadas mediante trasplante de aloinjerto osteocondral masivo congelado, como han venido realizando los autores en los últimos 15 años en pacientes en edad no protésica. Se exponen los detalles del algoritmo diagnóstico, la planificación y la técnica quirúrgica, así como la rehabilitación y los resultados a medio plazo.

1 Introducción

Las fracturas de la meseta tibial entrañan un riesgo de artrosis postraumática, con una incidencia que oscila entre el 23 % y el 44 % a los 10 años.[1,2] El 52 % de estas fracturas afectan a la meseta externa y corresponden a los tipos I a III de la clasificación de Schatzker.[3] La congruencia articular postoperatoria y la normalización del eje mecánico del miembro parecen desempeñar un papel clave en la prevención de la degeneración artrósica del compartimento lesionado, mientras que todavía se desconoce si el grado de conminución cartilaginosa y el desplazamiento inicial de la fractura son determinantes de una mala evolución.[4]

Si el proceso degenerativo está establecido y es sintomático, es necesaria una actuación quirúrgica. A diferencia de lo que sucede cuando está afectado el cóndilo femoral, las lesiones condrales de la meseta tibial tienen menos opciones terapéuticas y sus resultados no son tan buenos,[5-7] de manera que en los pacientes jóvenes y activos el tratamiento supone un reto.

En este escenario, paciente en edad no protésica, una alternativa terapéutica es la utilización de aloinjertos osteocondrales masivos frescos, tal como popularizaron Gross et al.,[8] a mediados de la década de 1970, como cirugía de salvamento articular. Sin embargo, esta alternativa terapéutica plantea unas dificultades logísticas y de disponibilidad del injerto que la hacen poco viable en muchos centros hospitalarios.

En este capítulo se presentan dos casos de trasplantes osteocondrales alogénicos masivos congelados, realizados por los autores para tratar defectos postraumáticos de la meseta tibial externa. Se exponen el algoritmo diagnóstico, la técnica quirúrgica empleada y los resultados obtenidos a medio plazo.

2 Casos clínicos

2.1 Caso 1

Paciente varón, de 48 años de edad, que había sufrido 13 meses antes una fractura de la meseta tibial externa de la rodilla derecha tipo Schatzker II, en un accidente de tráfico. Se le había practicado una reducción quirúrgica y osteosíntesis mediante placa lateral de neutralización y relleno del defecto óseo con cemento biológico Norian SRS® (Norian Corporation, West Chester, EE.UU.). La reducción quirúrgica lograda y la evolución postoperatoria fueron aceptables durante unos pocos meses, pero el seguimiento ulterior evidenció un hundimiento progresivo de la meseta fracturada, con clínica de dolor que impedía la bipedestación prolongada e interfería las actividades de la vida diaria. A la exploración física, la rodilla afecta estaba en actitud de flexo irreducible, con balance articular de 0/20/90°, y el miembro presentaba una deformidad en valgo, difícil de cuantificar por el flexo.

2.2   Caso 2

Se trata de una paciente de 40 años, que había sufrido una fractura de la meseta tibial externa derecha tipo Schatzker III, tras una caída en la vía pública 4 años antes. La lesión fue tratada mediante reducción abierta, osteosíntesis con placa de neutralización y relleno del defecto óseo resultante con aloinjerto de cresta ilíaca. Le evolución fue satisfactoria durante los primeros 2 años, hasta que se incrementaron las molestias residuales y llegaron a una situación de dolor insoportable, con una puntuación en la escala visual analógica (EVA) de 8/10 en el momento de acudir a nuestra consulta. Además de la gonalgia, la paciente refería episodios de derrame ante mínimos esfuerzos y limitación para las actividades de la vida diaria. La inspección clínica evidenciaba un genuvalgo asimétrico del miembro afecto. En la exploración física, la rodilla era estable desde el punto de vista ligamentoso y mantenía un balance articular de 0/0/130°.

3   Definición del problema

Se trata de pacientes jóvenes, con un defecto osteocondral postraumático complejo secundario al traumatismo, o a necrosis avascular, con desviación incipiente del miembro en valgo, que afecta fundamentalmente a la meseta tibial externa (unipolar). Este tipo de procesos supone un reto terapéutico al combinar una alta demanda funcional, propia de un paciente joven, con limitadas opciones terapéuticas. Las medidas conservadoras y la terapéutica física, paliativas por definición, solo aportaron cierto alivio transitorio, de manera que se plantearon las alternativas quirúrgicas existentes que permitieran mejorar la congruencia articular y aliviar la gonalgia.

4 Opciones quirúrgicas

4.1 Microfracturas

La técnica de microfracturas, introducida por Steadman a principios de los años 1990, es un método eficaz para tratar defectos cartilaginosos de pequeño tamaño en el cóndilo femoral. Sin embargo, en defectos grandes su resultado es pobre y, como el resto de los procedimientos basados en la estimulación medular, genera fundamentalmente fibrocartílago de reparación.[9] Además, en los defectos osteocondrales con alteración del lecho subcondral y situados en la vertiente tibial su eficacia es todavía más cuestionable.

4.2 Mosaicoplastia

Los autoinjertos osteocartilaginosos en mosaico no parecían tampoco una buena opción al tratarse de defectos masivos (mayores de 3 cm de diámetro), debido a que el número de injertos necesarios para cubrir el defecto ocasiona una morbilidad nada despreciable en la zona donante.[10] Por otra parte, la profundidad de la lesión (más de 1 cm) supondría una implantación precaria de los autoinjertos (menor porcentaje del injerto introducido en el lecho receptor) y complicaría la curación. Además, la localización tibial del defecto suponía un problema añadido por la dificultad técnica para acceder con perpendicularidad a la zona dañada, incluso utilizando una técnica retrógrada.

4.3   Ingeniería tisular

El implante de condrocitos autólogos, ya sea con membrana o con un parche de periostio como cobertura, es una técnica cara, pero útil, para recuperar la superficie articular en defectos condrales de espesor total.[10] Sin embargo, sus resultados en la tibia no son tan buenos como en el cóndilo femoral, y requiere que la lámina subcondral esté íntegra, puesto que el implante de condrocitos autólogos no puede corregir los defectos óseos inherentes a este tipo de lesiones.

En la actualidad, la técnica de AMIC *(Autologous Matrix-Induced Chondrogenesis),* desarrollada por Behrens, en la que, tras microfracturar la base del defecto óseo, se injerta esponjosa autóloga que se cubre finalmente con una membrana de colágeno, hubiera podido considerarse una opción terapéutica. La idea es que la matriz cubra el «supercoágulo» generado por las microfracturas y el autoinjerto de esponjosa que restituye el defecto óseo, permitiendo a las células mesenquimales reclutadas por las microfracturas evolucionar a condrocitos.[11] El procedimiento se realiza en un solo paso, pero de nuevo la experiencia en la vertiente tibial de la rodilla es muy limitada.

4.4 Osteotomías

Las osteotomías de alineación del miembro, ya sea en el fémur distal o en la tibia proximal, son útiles para descomprimir un compartimento crónicamente sobrecargado por la desalineación.[12] Sin embargo, su objetivo final no es tratar un defecto osteocondral, y de hecho muchos autores las contraindican cuando hay un defecto del *stock* óseo;[12] por tanto, deberían limitarse a los casos de desalineación hacia el compartimento afectado.[12,13] En la experiencia de los autores, la osteotomía de varización es considerada como un procedimiento adicional. El criterio utilizado para su indicación ha sido la desalineación en valgo superior a 12°, y siempre se ha intervenido sobre el fémur. Las desalineaciones menores se han corregido mediante el propio aloinjerto.

4.5 Artroplastia unicompartimental o total

Atendiendo a la literatura actual, la prótesis unicompartimental de rodilla da buen resultado en el compartimento medial de la rodilla, con tasas de supervivencia altas a los 10 años. Sin embargo, debido a la menor frecuencia con que se afecta el compartimento lateral, la experiencia en este, aunque prometedora, es mucho más limitada.[14] En los defectos postraumáticos masivos, el grado y la profundidad de afectación del hueso subcondral donde se implanta el componente tibial, en ocasiones muy importante, puede afectar a la fijación y al éxito final de este tipo de sustitución.

Por otra parte, la artroplastia total de rodilla es un procedimiento exitoso y con contrastada experiencia en pacientes mayores, pero sus resultados son más controvertidos en pacientes jóvenes, que tienden a sentirse menos satisfechos y presentan mayores tasas de revisión.[12]

5   Tratamiento preferido por los autores

En pacientes biológicamente jóvenes y activos, con un defecto osteocondral postraumático, masivo (al menos 30 mm de diámetro y 10 mm de profundidad) de la meseta tibial externa, que puede evolucionar a una artropatía degenerativa a corto plazo, el tratamiento empleado por los autores es el trasplante osteocondral masivo.

5.1 El injerto

Debido a su disponibilidad, el aloinjerto más utilizado en nuestro medio es el congelado (-80 °C), sin irradiación ulterior y sin estudios de histocompatibilidad, procedente de un banco de tejidos autorizado.

Las dimensiones del aloinjerto se determinan preoperatoriamente mediante radiología simple, siguiendo un método desde todo punto parecido al recomendado por Pollard *et al.*[15] para el trasplante de menisco. Las medidas obtenidas se cotejan además con los datos morfométricos del paciente (talla y peso) para confirmar la adecuación entre donante y receptor.

5.2 Técnica quirúrgica

La técnica quirúrgica es parecida a la de la prótesis unicompartimental. El paciente se coloca en decúbito supino con la cadera en flexión de 45° y la rodilla de 90°, con la ayuda de un soporte distal para el pie. Se utiliza torniquete de isquemia. El equipo quirúrgico está compuesto por cuatro cirujanos: dos se encargan de la preparación del aloinjerto y los otros dos de preparar la zona receptora.

Se realiza una incisión parapatelar lateral, de unos 6 cm de longitud. Se expone la articulación por vía submeniscal y se prolonga hasta 2 o 3 cm de la tibia proximal. Si se requiere más exposición, puede avulsionarse en bloque del epicóndilo lateral, incluyendo las inserciones del ligamento colateral fibular y del tendón poplíteo. Tras esqueletizar la tibia, se sitúa un separador de Hoffman en la parte más posterior de la epífisis y se desarticula la articulación tibioperonea. Con una sierra oscilante se realiza un corte ortogonal de la meseta externa hasta alcanzar la zona intercondílea, y allí se completa la osteotomía efectuando un corte vertical con una sierra de corte lateral. En este punto hay que prestar especial atención para no lacerar el ligamento cruzado anterior en su inserción tibial (véase la figura 1 A).

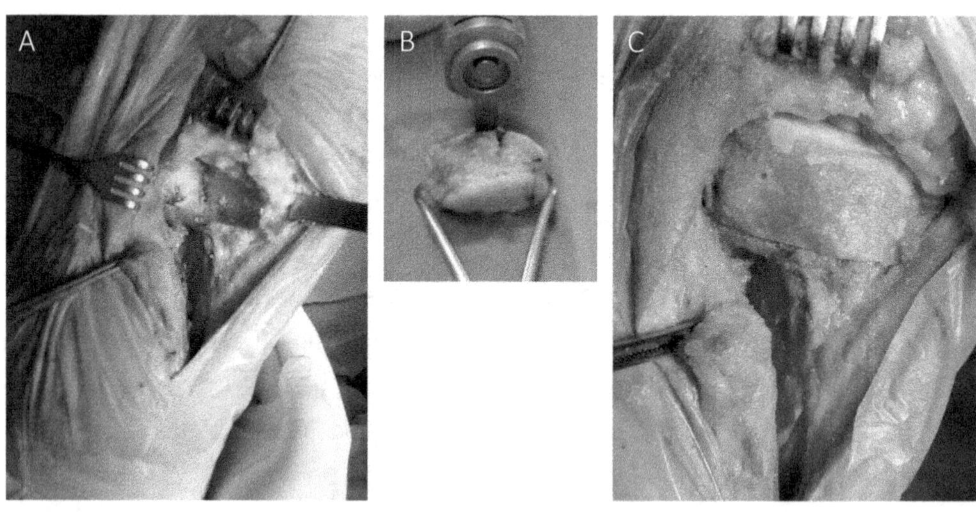

Figura 1

Imágenes intraoperatorias del caso 1. A) Abordaje lateral y defecto quirúrgico creado en la meseta tibial externa. B) Tallado con sierra del aloinjerto.
C) Reducción quirúrgica obtenida tras el trasplante.

La profundidad de resección tibial recomendada no debe exceder los 15 mm.[12] Puede realizarse la osteotomía realizarse con la ayuda de una aguja de Kirschner guiada por el fluoroscopio, o con una guía convencional de prótesis unicompartimental; alternativamente puede hacerse sin ayuda, a mano alzada. En caso de mal estado del tejido meniscal, el aloinjerto también puede incluir menisco con sus inserciones originales.

La preparación del injerto se realiza simultáneamente a la preparación del lecho receptor, tanto para ganar tiempo como para evitar una resección ósea excesiva (véase la figura 1 B). Una vez preparados ambos, se posiciona y acomoda el injerto en la zona receptora, realizando varios ciclos de flexo-extensión de la rodilla (véase la figura 1 C). Finalmente se sintetiza con una placa lateral (véanse las figuras 2 y 3) o, simplemente, con dos tornillos de esponjosa de 3,5 mm. Si se combina con trasplante meniscal, este debe suturarse a la cápsula articular con puntos no reabsorbibles de 2/0 que previamente se han pasado por el menisco.

La herida se cierra por planos, se deja un drenaje aspirativo articular y se coloca un vendaje inmovilizador del tipo Robert Jones. La rodilla se mantiene en extensión completa hasta el momento de retirar el drenaje.

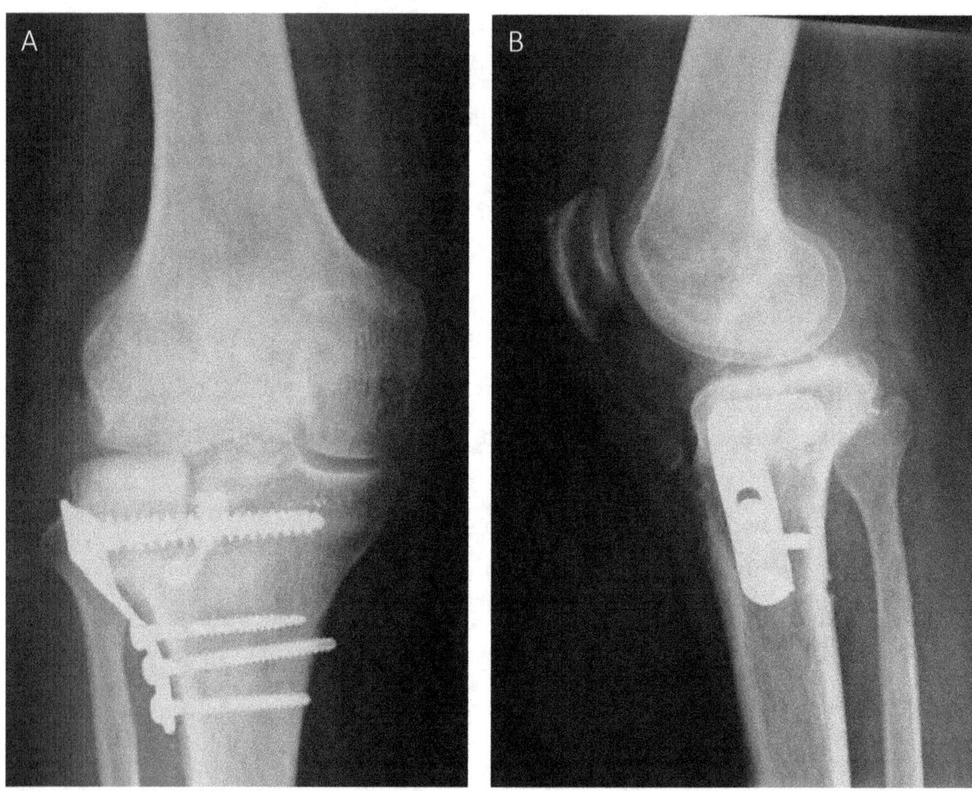

Figura 2

Radiografías de la misma rodilla, en proyecciones anteroposterior (A)
y lateral (B), a los 2 años de evolución. Nótese que el aloinjerto no está
todavía completamente integrado.

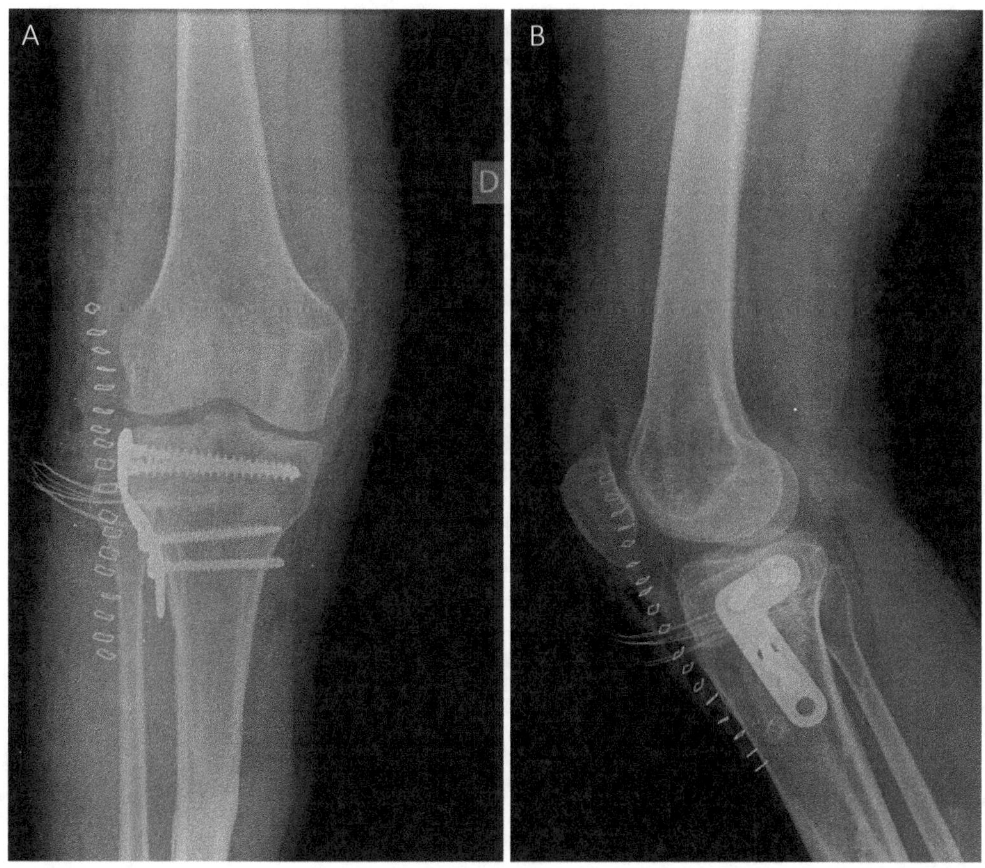

Figura 3

Radiografías del caso 2 obtenidas en el postoperatorio inmediato, en proyecciones anteroposterior (A) y lateral (B).

5.3 Protocolo de rehabilitación

A las 48 horas, una vez retirado el drenaje, se comienza con ejercicios isométricos de cuádriceps e isquiotibiales, así como con movilidad continua pasiva de rodilla entre 0° y 60°. El rango de movilidad se aumenta progresivamente hasta alcanzar los 90°, en torno a la cuarta semana postoperatoria. La carga progresiva, con la ayuda de bastones ingleses, según la tolerancia y la evolución radiográfica, se autoriza pasadas las 8 semanas. La carga completa se permite a los 3 meses de postoperatorio. Los pacientes retornan a su trabajo habitual alrededor del quinto mes después de la cirugía, aunque dependiendo del tipo de actividad. La carrera, y otras actividades de impacto, no se autorizan antes de los 9 meses.

5.4 Valoración funcional y radiológica

La función de estos pacientes fue evaluada mediante la puntuación modificada del Hospital for Special Surgery (HSS)[16] y la escala de Tegner.[17] El dolor se midió con la EVA.

Se utilizó el test de Kaplan-Meier para evaluar la supervivencia de los injertos. La evaluación radiológica incluyó una telemetría de miembros inferiores, una proyección lateral de la rodilla en 30° y otra posteroanterior, en carga, en 45° de flexión o proyección de Rosenberg.[18]

Se consideró como fracaso del tratamiento la presencia de alguno de los siguientes escenarios:

- La necesidad de realizar una cirugía de revisión del injerto.
- Un valor en la escala del HSS menor de 70.
- La implantación de una artroplastia total de rodilla.

5.5 Resultados

Los casos presentados tienen un seguimiento de 134 y 87 meses, respectivamente. En el primero, el tiempo transcurrido desde la osteosíntesis hasta la realización del trasplante fue de 13 meses, y en el segundo fue de 4 años. En el segundo caso, el trasplante de la meseta incluyó el menisco. No fue necesario realinear el miembro mediante osteotomía en ninguno de ellos.

Los valores de la escala HSS aumentaron 55 puntos (de 37 en el preoperatorio a 92 en el postoperatorio) en el primer caso y 61 puntos (de 33 en el preoperatorio a 94 en el postoperatorio) en el segundo. La cotación de Tegner aumentó 2 niveles (de 2 en el preoperatorio a 4 en el postoperatorio) y 3 niveles (de 2 en el preoperatorio a 5 en el postoperatorio), respectivamente. Por su parte, la puntuación en la escala EVA disminuyó 5 puntos (de 7 en el preoperatorio a 2 en el postoperatorio) y 3 puntos (de 6 en el preoperatorio a 3 en el postoperatorio), respectivamente.

A pesar de la buena evolución clínica, el examen radiológico evidenció cambios degenerativos en ambos casos, que eran graves en el primero (véase la figura 4) y leves en el segundo (véase la figura 5) a los 11 y 7 años de seguimiento, respectivamente.

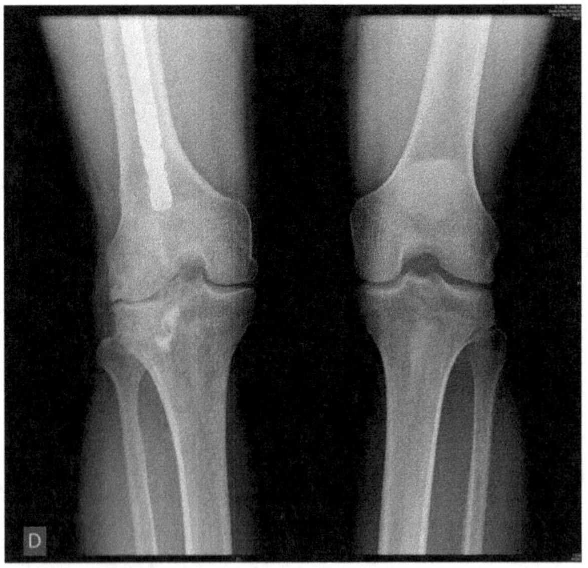

Figura 4

Resultado radiológico (proyección de Rosenberg) a los 11 años de evolución. Integración completa, colapso avanzado del compartimento externo. Puede observarse la presencia de un clavo intramedular retrógrado implantado 4 años antes por una fractura supracondílea de fémur no relacionada con el procedimiento estudiado.

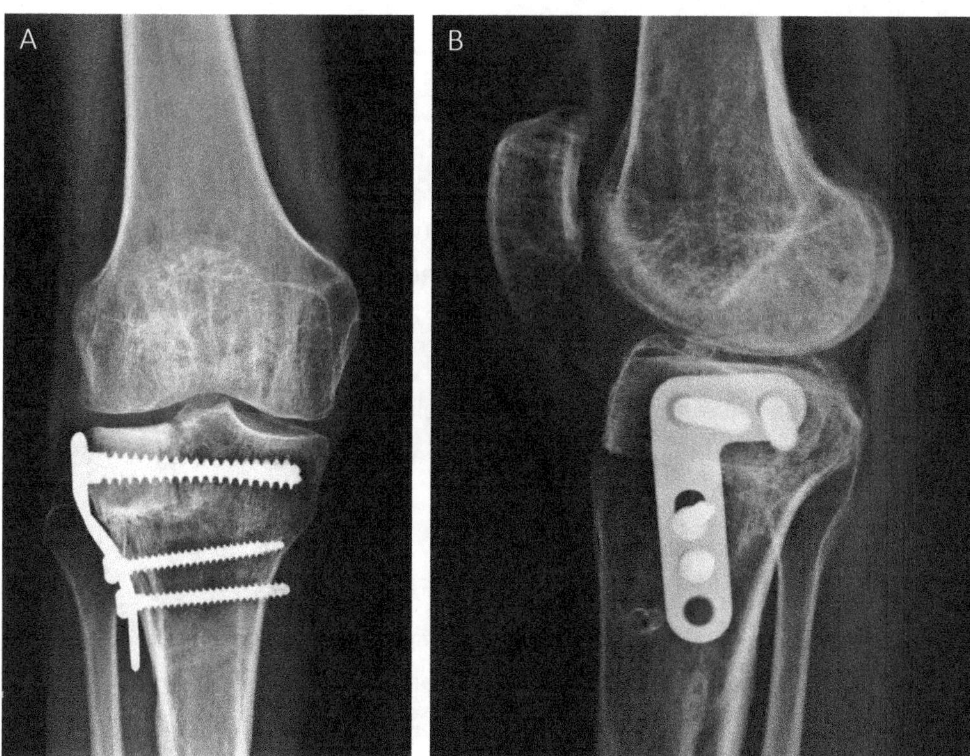

Figura 5

Seguimiento radiológico a los 4 años. Puede apreciarse la normalidad de
la interlínea externa, con integración progresiva, aunque incompleta,
del aloinjerto (hiperdenso en la imagen anteroposterior), en especial visible
todavía el plano de corte vertical.

6 Discusión

Los resultados obtenidos en estos dos pacientes sugieren que los aloinjertos osteocondrales masivos conservados mediante congelación simple pueden ser una opción válida, a medio plazo, para tratar defectos postraumáticos unipolares de la meseta tibial externa en pacientes en edad no protésica. La evaluación clínica funcional de estos dos casos a corto y medio plazo fue buena, similar a los resultados reportados en series que han utilizado aloinjertos frescos.[19-21] El deterioro radiográfico observado con la evolución no tuvo correlación con los resultados clínicos, lo que también concuerda con la literatura previa.[12,22]

El uso de aloinjertos osteocondrales masivos frescos para sustituir lesiones extensas de la rodilla está bien documentado en la literatura, con resultados buenos y excelentes a medio plazo.[7,8,13,19-21] Gross *et al.*[19] estudiaron 65 pacientes con defectos postraumáticos de tibia tratados con aloinjertos osteocondrales trasplantados en fresco. Tras una media de 12 años, 44 pacientes mantenían el injerto viable y 21 tuvieron que ser revisados con artroplastia total de rodilla. Usando la curva de Kaplan-Meier, se estimó una supervivencia de los injertos del 95 % a 5 años, del 80 % a 10 años, del 65 % a 15 años y del 46 % a 20 años. Un tercio de los pacientes requirieron conversión a artroplastia total de rodilla después de una media de 10 años desde el trasplante.

La disponibilidad de injertos frescos, la complejidad logística de su manejo y, en determinados países, las limitaciones legales, hacen que su empleo sea muy limitado. En Europa, los aloinjertos proceden de donantes multiorgánicos se obtienen generalmente en quirófano no más tarde de 12 horas de isquemia fría. La implantación del tejido fresco debe hacerse dentro de las 72 horas siguientes a su extracción. Por su parte, el proceso de reparación e integración de aloinjertos osteocondrales masivos congelados sigue un curso bastante predecible. Cuando estos aloinjertos incluyen cartílago no hay supervivencia de condrocitos. Sin embargo, en ocasiones, la arquitectura de este cartílago acelular aparece bien preservada hasta 5 años después del trasplante.[23] Así, pese a la conservación de la ultraestructura del cartílago, la ausencia de condrocitos activos impide que la matriz cartilaginosa del trasplante pueda mantenerse viable con el tiempo.[12,22,23] En este sentido, los injertos criopreservados a -180 °C con la adición de un agente anticongelante que permite mantener viables al menos una porción, la más superficial, de las células condrales, también deberían considerarse.[22]

La aparición de cambios degenerativos, observada igualmente en los injertos frescos, se consideró avanzada en uno de los casos presentados. Es sorprendente que el colapso articular, evidente a los 10 años de evolución, no se correlacionó con el nivel funcional del paciente, que seguía siendo alto en el último seguimiento. Es posible que la restitución del *stock* óseo en el compartimento afectado y la alineación del miembro, junto con la denervación propia del tejido trasplantado, hayan contribuido a este buen resultado funcional.

Además de la disponibilidad, otra teórica ventaja de los aloinjertos podría ser la menor frecuencia de reacciones inmunitarias, condicionada por la menor carga de ADN al no haber en el injerto células viables. Por último, un tema siempre preocupante es la posibilidad de transmisión de enfermedades infecciosas. En general, se considera que para el receptor de un aloinjerto el riesgo de contraer enfermedades de transmisión sanguínea es similar al que presenta el receptor de una transfusión de sangre.[24] La máxima preocupación se centra en los virus de la inmunodeficiencia humana y las hepatitis B y C. Respecto al primero, desde su descubrimiento a principios de la década de 1980 no se han detectado en la literatura más que dos transmisiones de donante a receptor usando tejido musculoesquelético, y ninguna en los últimos 25 años, desde que los métodos de detección se han sofisticado.[24]

La mayor ventaja de los injertos osteocondrales es su capacidad para reemplazar defectos osteocondrales de gran tamaño en una sola intervención. A tenor de los resultados obtenidos, el trasplante de aloinjertos osteocondrales estructurales congelados como tratamiento de defectos postraumáticos de la meseta tibial externa puede ser una alternativa válida a medio plazo, con el fin de retrasar una sustitución protésica en pacientes jóvenes. La adecuación del injerto en el lecho receptor, la estabilidad mecánica conseguida con la osteosíntesis, la óptima alineación del miembro, la estabilidad articular y, finalmente, la presencia de un menisco funcional, serán todos factores esenciales para el éxito final del tratamiento.

A pesar de que los resultados clínicos en estos dos pacientes han sido satisfactorios, son necesarios un mayor número de casos y un seguimiento más largo para confirmar el valor real de esta técnica.

Bibliografía

1. Pun TB, Krishnamoorthy VP, Poonnoose PM, Oommen AT, Korula RJ. Outcome of Schatzker type V and VI tibial plateau fractures. Indian J Orthop. 2014; 48: 35-4.

2. Stevens DG, Beharry R, McKee MD, Waddell JP, Schemitsch EH. The long-term functional outcome of operatively treated tibial plateau fractures. J Orthop Trauma. 2001; 15: 312-20.

3. Albuquerque RP, Hara R, Prado J, Schiavo L, Giordano V, do Amaral NP. Epidemiology study on tibial plateau fractures at a level I trauma center. Acta Ortop Bras. 2013; 21: 9-15.

4. Parkkinen M, Madanat R, Mustonen A, Koskinen SK, Paavola M, Lindahl J. Factors predicting the development of early osteoarthritis following lateral tibial plateau fractures. Mid-term clinical and radiographic outcomes of 73 operatively treated patients. Scand J Surg. 2014; 103: 256-62.

5. Ulstein S, Argen A, Rotterud JH, Loken S, Engebretsen L, Heir S. Microfracture technique versus osteochondral autologous transplantation mosaicplasty in patients with articular chondral lesions of the knee: a prospective randomized trial with long-term follow-up. Knee Surg Sports Traumatol Arthrosc. 2014; 22: 1207-15.

6. Nawaz SZ, Bentley G, Briggs TW, Carrington RW, Skinner JA, Gallagher KR, et al. Autologous chondrocyte implantation in the knee: mid-term to long-term results. J Bone Joint Surg Am. 2014; 96: 824-30.

7. Ghazavi MT, Pritzker KP, Davis AM, Gross AE. Fresh osteochondral allografts for posttraumatic osteochondral defects in the knee. J Bone Joint Surg Br. 1997; 79: 1008-13.

8. Gross AE, Silverstein EA, Falk J, Falk R, Langer F. The allotransplantation of partial joints in the treatment of os-

teoarthritis of the knee. Clin Orthop. 1975: 108: 7-14.

9. Steadman JR, Briggs KK, Rodrigo JJ, Kocher MS, Gill TJ, Rodkey WG. Outcomes of microfracture for traumatic chondral defects of the knee: average 11-year follow-up. Arthroscopy. 2003; 19: 477-84.

10. Bentley G, Biant LC, Carrington RW, Akmal M, Goldberg A, Williams AM, *et al.* A prospective, randomised comparison of autologous chondrocyte implantation versus mosaicplasty for osteochondral defects in the knee. J Bone Joint Surg Br. 2003; 85: 223-30.

11. Gille J, Schuseil E, Wimmer J, Gellissen J, Schulz AP, Behrens P. Mid-term results of autologous matrix induced chondrogenesis for treatment of focal cartilage defects in the knee. Knee Surg Sports Traumatol Arthrosc. 2010; 18: 1456-64.

12. Gomoll AH, Filardo G, Almqvist FK, Bugbee WD, Jelic M, Monllau JC, *et al.* Surgical treatment for early osteoarthritis. Part II: allografts and concurrent procedures. Knee Surg Sports Traumatol Arthrosc. 2012; 20: 468-86.

13. Gross AE, Kim W, Las Heras F, Backstein D, Safir O, Pritzker KP. Fresh osteochondral allografts for posttraumatic knee defects: long-term follow-up. Clin Orthop. 2008; 466: 1863-70.

14. Smith JR, Robinson JR, Porteous AJ, Murray JR, Hassaballa MA, Artz N, *et al.* Fixed bearing lateral unicompartmental knee arthroplasty – short to mid-term survivorship and knee scores for 101 prostheses. Knee. 2014; 21: 843-7.

15. Pollard ME, Kang Q, Berg EE. Radiographic sizing for meniscal transplantation. Arthroscopy. 1995; 11: 684-7.

16. Insall JN, Ranawant CS, Aglietti P. A comparision of four models of total knee-replacement prostheses. J Bone Joint Surg Am. 1976; 58: 754-65.

17. Tegner Y, Lysholm J. Rating systems in the evaluation of knee ligament injuries. Clin Orthop. 1985; 198: 43-9.

18. Rosenberg TD, Paulos LE, Parker RD, Coward DB, Scott SM. The forty-five degree posteroanterior flexion weight-bearing radiograph of the knee. J Bone Joint Surg Am. 1988; 70: 1479-83.

19. Gross AE, Kim W, Las Heras F, Backstein D, Safir O, Pritzker KP. Fresh osteochondral allografts for posttraumatic knee defects: long-term follow-up. Clin Orthop. 2008; 466: 1863-70.

20. Sasha N, Krywulak S, Backstein D, Pressman A, Gross AE. Long-term follow-up of fresh tibial osteochondral allografts for failed tibial plateau fractures. J Bone Joint Surg Am. 2003; 85: 33-9.

21. Sasha N, Aubin PP, Cheah HK, Davis AM, Agnidis Z, Gross AE. Long-term clinical experience with fresh osteochondral allografts for articular knee defects in high demand patients. Cell Tissue Bank. 2002; 3: 175-82.

22. Rodeo SA, Weber AE, Verdonk R, Monllau JC, Heinrichs EL. The use of allografts in sports medicine. En: Warwick RM, Brubaker SA, editores. Tissue and cell clinical use: an essential guide. New York: Blackwell Publishing Ltd.; 2012. p. 193-213.

23. Enneking WF, Campanacci DA. Retrieved human allografts: a clinicopathological study. J Bone Joint Surg Am. 2001; 83: 971-86.

24. Buck BE, Malinin TI, Brown MD. Bone transplantation and human immunodeficiency virus. An estimate of risk of acquired immunodeficiency syndrome (AIDS). Clin Orthop. 1989; 240: 129-36.

Chapter 8

Anterior Lateral Meniscofemoral Ligament with Congenital Absence of the Anterior Cruciate Ligament — Our Solution

A. Silva

Hospital das Forças Armadas Porto, Orthopedics Department, Porto, Portugal

R. Sampaio

Imaging Department, Porto, Portugal

Correspondence address
Alcindo Silva, MD
alcindocsilva@gmail.com

Synopsis

A 13-year-old girl with an absent anterior cruciate ligament (ACL), as well as an anterior lateral meniscofemoral ligament and absence of the anterior insertion of the lateral meniscus in the tibia, presented to our clinic complaining of pain and knee instability, after a relatively mild sprain during a basketball game.

At arthroscopy, the ACL was absent and an anterior lateral meniscofemoral ligament was found to arise from the anterior horn of the lateral meniscus and insert into the posterolateral aspect of the intercondylar notch. The accessory anterior lateral meniscofemoral ligament was removed, the anterior horn of the lateral meniscus was anchored in the tibia and a hamstring ACL reconstruction was performed.

Two years later the patient's knee is stable and she reports a good subjective result.

1   Introduction

Absence of the anterior cruciate ligament (ACL) is a very rare congenital disorder.[1-5] This condition is often associated with other lower limb anomalies, particularly around the knee, such as hypoplasia of the lateral femoral condyle, hypoplasia of the intercondylar eminence and of the intercondylar notch, absent or abnormal menisci, congenital short femur, high fibular head and fibular muscular defects, and dislocation of the patella.[2,6-9] There is no consensus on the recommended therapeutic approach, and the literature suggests either conservative or surgical treatment.

The anterior lateral meniscofemoral ligament arises from the anterior horn of the lateral meniscus and inserts into the posterolateral aspect of the intercondylar notch, mimicking the course of the native ACL. This congenital anomaly is one of several ligament anomalies of the menisci.

2   Clinical case

A 13-year-old otherwise healthy girl was referred to our center because of instability of the right knee joint. Her past medical history was only remarkable for a right knee sprain during a basketball game one year earlier, with an episode of giving way followed by pain. Since then, the episodes of instability recurred for three times, always during basketball games. The symptoms would resolve almost immediately and she was able to play sports the following day.

On physical examination, the right knee showed marked anterior laxity (positive Lachman and pivot shift tests and anterior drawer sign), with no joint effusion and no instability on the coronal plane. No other abnormalities were found.

The patient underwent an MRI, which demonstrated a constellation of abnormalities, namely: hypoplasia of the lateral femoral condyle with a medially tilted joint line; a discoid lateral meniscus with a central foramen, resulting in a ring-like lateral meniscus; no visible insertion of the anterior extension of the lateral meniscus in the tibia; and absence of the anterior cruciate ligament, with an aberrant ligament uniting the anterior third of the medial border of the ring-like lateral meniscus to the intercondylar notch wall of the lateral femoral condyle, much in the way a native ACL inserts in the lateral condyle (Figure 1). In fact, this anterior lateral meniscofemoral ligament was mistaken in the initial MRI report for an intact ACL. There was also an anomalous posterior transverse ligament bridging the posterior horns of both menisci, replacing the ligament of Humphrey (anterior meniscofemoral ligament), which was not seen on the images, as well as the ligament of Wrisberg (posterior meniscofemoral ligament). Also, the tibial spines were hypoplastic. The posterior cruciate ligament and the medial meniscus both had a normal appearance.

A diagnostic arthroscopy was performed to clarify the discrepancy between the clinical findings and the initial MRI report of an intact ACL and bucket-

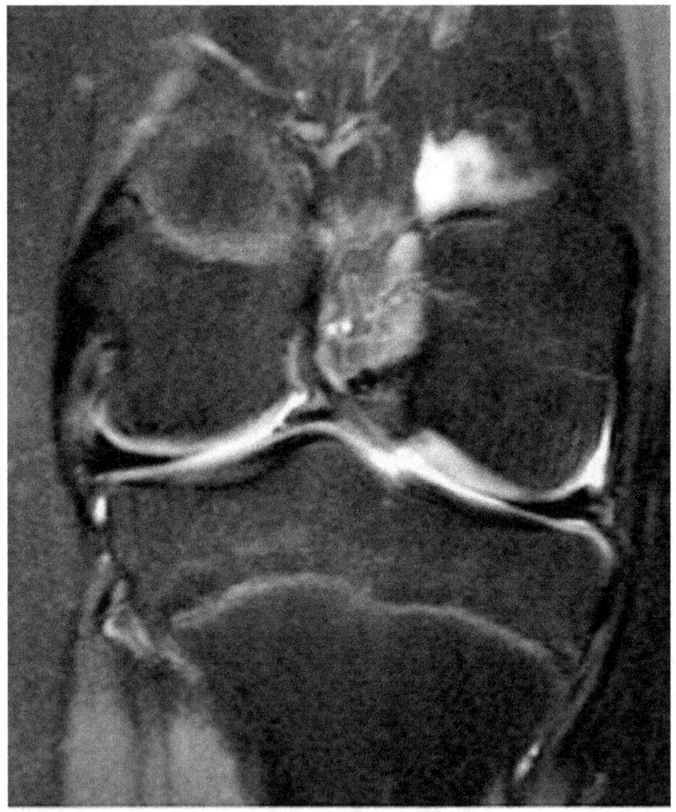

Figure 1

In a coronal MRI image, the anterior lateral meniscofemoral ligament is seen extending from the lateral meniscus to the ACL footprint in the lateral wall of the femoral notch, mimicking the native ACL. Also shown, the medial part of the ring-shaped lateral meniscus and the medial tilt of the joint line due to hypoplasia of the lateral femoral condyle.

handle lateral meniscus tear, and to better understand the anatomical changes of the knee. During the arthroscopy, no tear was found in the ring-shaped lateral meniscus. However, an abnormal meniscal ligament that continued from the anterior horn of the lateral meniscus and inserted in the posterolateral intercondylar notch was seen instead (Figure 2). There was no evidence of an ACL insertion in the tibia. Manipulation of the anterior horn of the lateral meniscus with a probe demonstrated hypermobility, and firm tibial attachment of the anterior horn of the lateral meniscus in the

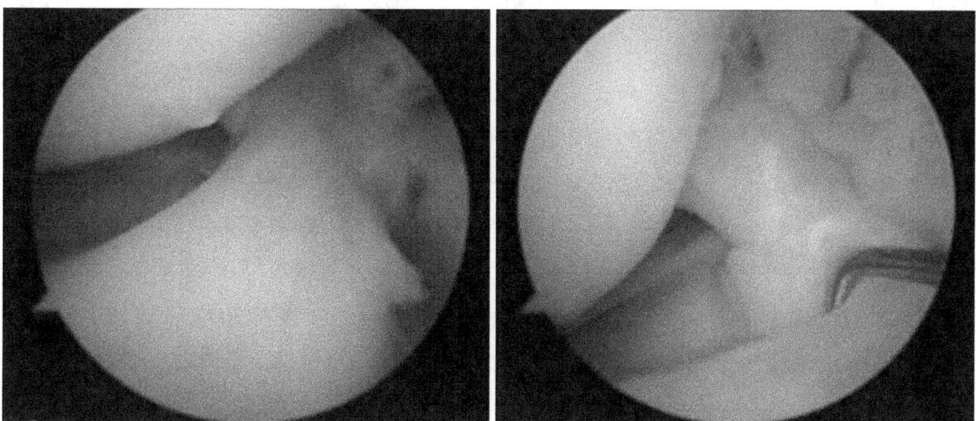

Figure 2

Arthroscopic views of the anterior lateral meniscofemoral ligament in the intercondylar notch, arising from the anteromedial part of the lateral meniscus and inserting in the posterolateral aspect of the lateral femoral condyle.

tibia could not be demonstrated. The intercondylar tibial eminence was hypoplastic.

The patient was an young active girl with objective and subjective knee instability and, therefore, an ACL reconstruction with a double-looped semitendinosus and gracilis graft was performed to stabilize the knee.A three-portal technique was used. The aberrant anterior lateral meniscofemoral ligament was removed and the anterior horn of the lateral meniscus was fixed into the tibia with an anchor.

With the knee flexed at 90° and with the arthroscope in the anteromedial portal, a chondral pick was introduced through the accessory anteromedial portal, to mark the center of the wall in the lateral femoral condyle. Then, with the knee flexed at 120°, a drill guide was inserted at the mark previously done by the chondral pick and a 25 mm deep femoral tunnel was created. To create the tibial tunnel, a director tibial guide was set at 55° and the guide wire was drilled anteriorly between the tibial spines. The graft was secured with a Toggleloc Ziploop (Zimmer-Biomet™) in the femoral tunnel and was fixed to the tibia with a bioabsorbable 30 mm length interference screw (Zimmer-Biomet™) (Figure 3).

Postoperative rehabilitation included immediate partial weight bearing and full range of motion. Crutches were used for four weeks. No brace was used. Cycling was permitted at four weeks, running at three months and pivoting sports at nine months.

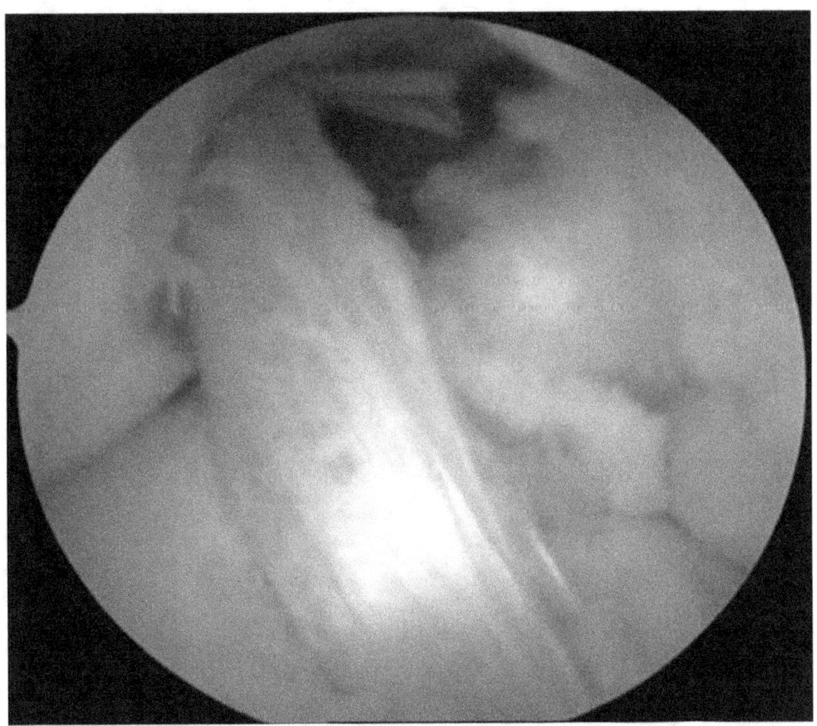

Figure 3

Intraoperative arthroscopic view of the ACL graft.

About two years later the patient was doing fine and a follow-up MRI showed normal integration of the ACL graft and normal appearance of the anterior horn of the lateral meniscus (Figure 4). The subjective result was also reported to be good.

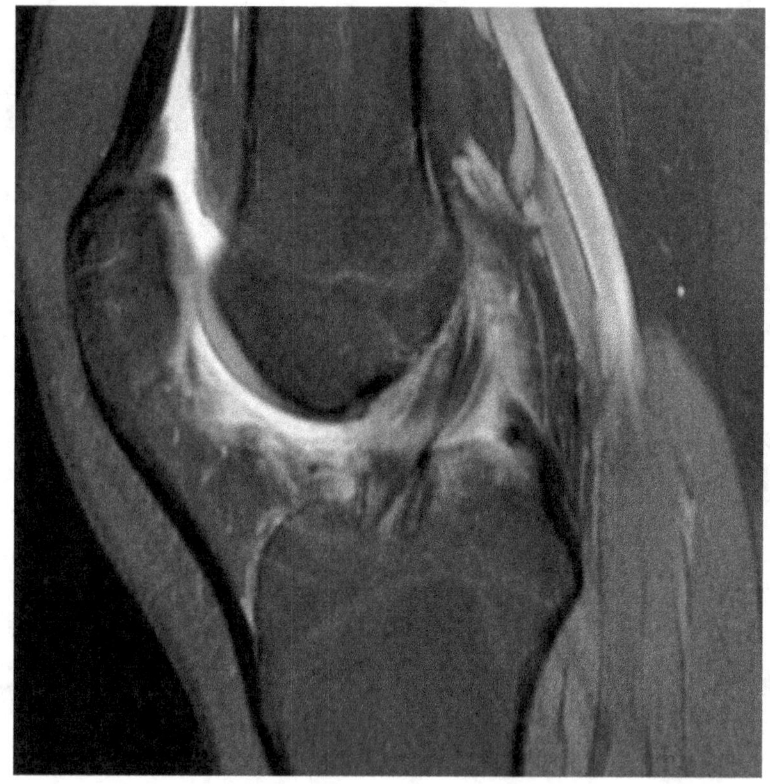

Figure 4

Two-year follow-up. In a sagittal MRI image, the ACL graft is shown in the intercondylar notch. The graft is intact and normally integrated in the tibial tunnel.

3 Discussion

The existence of an anterior lateral meniscofemoral ligament (as opposed to the anterior meniscofemoral ligament or ligament of Humphrey) has recently been reported in the literature. An anomalous insertion of the anterior horn of the medial meniscus into the intercondylar notch has already been described as the anterior medial meniscofemoral ligament.[10-12]

On MRI, the anterior lateral meniscofemoral ligament demonstrates low signal intensity on all sequences, similar to the ACL (Figure 1) and other ligaments. On coronal images, the anterior lateral meniscofemoral ligament was seen as a low signal intensity band along the medial aspect of the lateral condyle (Figure 1) with a striated appearance, much like the appearance of the normal ACL in the same plane, but inserting in the meniscus, not in the tibia.

During arthroscopy, the anterior lateral meniscofemoral ligament was associated with an absent ACL. This congenital absence of ACL is a very rare anomaly and has been reported either as an isolated finding[1,13,14] or, more often, as part of a complex abnormality of the knee with more than one finding.[2,15-17]

Manner *et al.*, based on MRI findings, defined three patterns of congenital dysplasia of the cruciate ligaments. Type I is characterized by hypoplasia or aplasia of the ACL with a normal posterior cruciate ligament (PCL); type II, by aplasia of the ACL in combination with hypoplasia of the PCL; and type III, by aplasia of both cruciate ligaments.[4]

In our case, Manner type I was found, along with hypoplasia of the lateral femoral condyle, a discoid ring-like lateral meniscus, absence of the tibial insertion of the anterior horn of the lateral meniscus and an anomalous posterior transverse ligament and there was an anterior lateral meniscofemoral ligament (Figure 1). There were no other anomalies in the right lower limb, such as leg length discrepancies or muscle atrophy.

The therapeutic approach in the absence of the ACL is controversial. While some authors report favorable results with cruciate ligament reconstruction,[18,19] others report good results with conservative treatment of symptomatic patients.[2,9] Some reports suggest that a congenital absence of the ACL is often well tolerated[2,20] and that the reconstruction of the ACL can involve difficult technical problems, with a high level of failure or poor results.[20] The shape of the articular surfaces is abnormal and, in these conditions, it does not seem logical to attempt to establish the normal kinematics of the knee.[20,21] Furthermore the congenital absence of the ACL can lead to a progressive morphological adaptation of the knee along with an abnormal change of the kinematics of the joint, and in this situation the result of the ACL reconstruction can be inconsistent. However, it is also known that lack of the ACL and the resulting anterior instability of the knee is associated with a number of late onset lesions, such as meniscal tears and cartilage lesions, and secondarily can also lead to the development of early osteoarthritis.[22]

In the present case, the patient was an young active girl with knee instability and pain, who wished to keep playing pivoting sports. These kind of sports would place the cartilage and the menisci at risk of injury, which lead us to consider an ACL reconstruction. Two years later the patient's knee is stable and the patient reports a good subjective result.

References

1. Barrett GR, Tomasin JD. Bilateral congenital absence of the anterior cruciate ligament. Orthopedics. 1998; 11: 431-4.
2. Johansson E, Aparisi T. Missing cruciate ligament in congenital short femur. J Bone Joint Surg Am. 1983; 65: 1109-15.
3. Kaelin A, Hulin PH, Carlioz H. Congenital aplasia of the cruciate ligaments. A report of six cases. J Bone Joint Surg Br. 1986; 68: 827-8.
4. Manner HM, Radler C, Ganger R, Grill F. Dysplasia of the cruciate ligaments: radiographic assessment and classification. J Bone Joint Surg Am. 2006; 88: 130-7.
5. Steckel H, Klinger HM, Baums MH, Schultz W. Cruciate ligament reconstruction in knees with congenital cruciate ligament aplasia. Sportverletz Sportschaden. 2005; 19: 130-3.
6. Barbuti D, Bergami G, Di Mario M, Alaggia L. Agenesis of the anterior cruciate ligament. Report of a case and review of the literature. Radiol Med. 1995; 90: 134-6.
7. Delee JC, Curtis R. Anterior cruciate ligament insufficiency in children. Clin Orthop Relat Res. 1983; 172: 112-8.
8. Schoenecker PL, Cohn AK, Sedgwick WG, Manske PR, Salafsky I, Millar EA. Dysplasia of the knee associated with the syndrome of thrombocytopenia

and absent radius. J Bone Joint Surg Am. 1984; 66: 421-7.

9. Thomas NP, Jackson AM, Aichroth PM. Congenital absence of the anterior cruciate ligament. A common component of knee dysplasia. J Bone Joint Surg Br. 1985; 67: 572-5.

10. Arjun S, Takahashi S, Tang Y, Nakane N, Yonemitsu H. MR appearance of anomalous insertion of the medial meniscus: a case report. Acta Radiol. 1998; 39: 554-6.

11. Jung YB, Yum JK, Bae YJ, Sons KS. Anomalous insertion of the medial menisci. Arthroscopy. 1998; 14: 505-7.

12. Shea KG, Westin C, West J. Anomalous insertion of the medial meniscus of the knee: a case report. J Bone Joint Surg Am. 1995; 77: 1894-6.

13. Hejgaard N, Kjaerulff H. Congenital aplasia of the anterior cruciate ligament. Report of a case in a seven-year-old girl. Int Orthop. 1967; 11: 223-5.

14. Noble J. Congenital absence of the anterior cruciate ligament associated with a ring meniscus. Report of a case. J Bone Joint Surg Am. 1975; 57: 1165-6.

15. Cuervo M, Albiñana J, Cebrian J, Juarez C. Congenital hypoplasia of the fibula: clinical manifestations. J Pediatr Orthop B. 1996; 5: 35-8.

16. Ferris B, Airchroth P. The treatment of congenital knee dislocation: a review of nineteen knees. Clin Orthop Relat Res. 1987; 216: 135-40.

17. Hall JG, Levin J, Kuhn JP, Ottenheimer EJ, van Berkum KA, McKusick VA. Thrombocytopenia with absent radius. Medicine. 1969; 48: 411-39.

18. Gabos PG, El Rassi G, Pahys J. Knee reconstruction in syndromes with congenital absence of the anterior cruciate ligament. J Pediatr Orthop. 2005; 25: 210-4.

19. Katz MP, Grogono BJS, Soper KC. The etiology and treatment of congenital dislocation of the knee. J Bone Joint Surg Br. 1967; 49: 112-20.

20. Carlioz H. Description and natural history of severe aplasia of the lower extremities. Chir Pediatr. 1978; 19: 306-21.

21. Dejour H, Neyret PH, Eberhard PH, Walch G. Bilateral congenital absence of the anterior cruciate ligament and the internal menisci of the knee. A case report. Rev Chir Orthop. 1990; 76: 329-32.

22. Daniel DM. The natural history of the ACL-injured knee. In: Jackson DW, editor. The anterior cruciate ligament. Current and future concepts. New York: Raven; 1993. p. 251-4.

Capítulo 9

Síndrome de la cintilla iliotibial secundario a «cementofito» tras una artroplastia total de rodilla

J.R. Valentí Nín, J.M. Lamo de Espinosa, A. Valentí Azcárate

Departamento de Cirugía Ortopédica y Traumatología,
Clínica Universidad de Navarra, Pamplona, España

Dirección para correspondencia
Dr. Juan Ramón Valentí Nín
jrvalenti@unav.es

Introducción

La artroplastia total de rodilla es uno de los procedimientos más frecuentes de la cirugía ortopédica, que ha sufrido una evolución constante desde que fuera introducida por Gunston en los años 1960.[1]

A pesar de que el uso del cemento se ha convertido en un acto común en este tipo de intervenciones, no por ello se encuentra exento de complicaciones en relación a lesiones térmicas en los tejidos que rodean al hueso, como nervios[2] y vasos sanguíneos,[3,4] y por la propia presión de estructuras vecinas con casos descritos de fístulas a órganos[5] y úlceras en la piel.[6]

La entesitis tras la intervención protésica no es infrecuente, en especial en los tendones de la pata de ganso, aunque el dolor en la cara lateral de la rodilla por esta causa es inusual.

Presentamos dos casos de complicaciones por cemento extruido tras una artroplastia total primaria de rodilla, simulando un síndrome de la cintilla iliotibial.

1   Casos clínicos

1.1   Caso 1

Varón de 78 años de edad, intervenido con colocación de prótesis total de rodilla estabilizada posterior por diagnóstico previo de gonartrosis. Se implantó una prótesis estabilizada posterior (Duracon II®, Stryker).

Seis semanas después de la intervención, el paciente acude a revisión con dolor de características mecánicas en la cara lateral de la rodilla, marcado a punta de dedo en la zona epicondílea femoral lateral. Levemente globulosa, la rodilla no muestra signos de infección ni exudado activo por la herida. Se realiza artrocentesis y se obtienen 45 cc de líquido serohemático. El análisis del cultivo bacteriológico de la muestra fue negativo, así como los valores de proteína C reactiva, velocidad de sedimentación globular y leucocitos en sangre periférica. El estudio radiográfico no mostró signos de movilización ni cambios desde el control previo, ni presencia de cemento extruido o libre (véase la figura 1 A). Con el diagnóstico clínico de síndrome de la cintilla iliotibial, se realizó una infiltración corticoanestésica (mepivacaína al 2 % y betametasona), con una mejora inmediata de los síntomas.

A las 12 semanas de la intervención (6 semanas desde la infiltración) el paciente acude de nuevo a la consulta con reaparición del dolor, definido

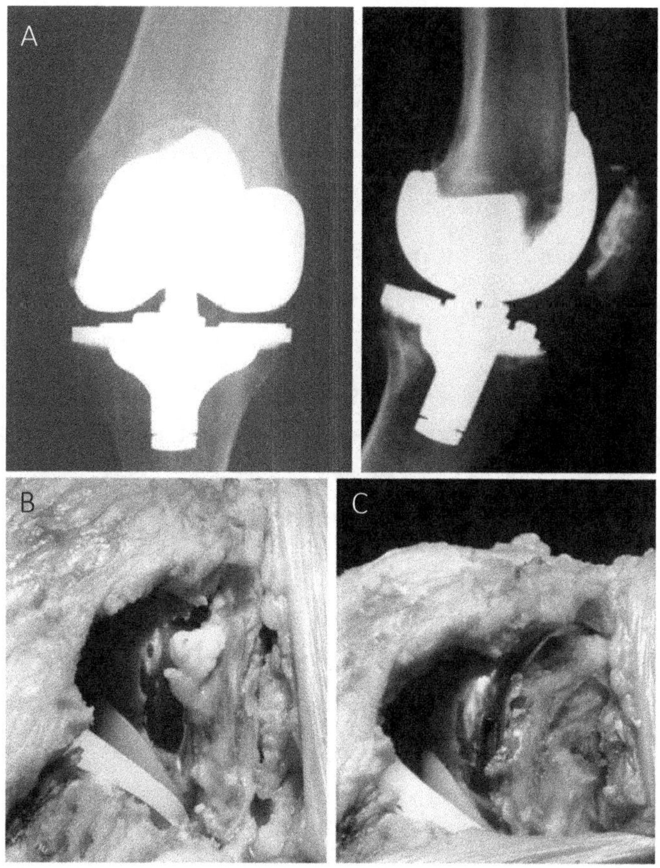

Figura 1

A) Radiografía anteroposterior y lateral de rodilla con adecuadas alineación
y cementación de componentes. B) Artrotomía lateral. Se aprecia la imagen
del cementofito adyacente al cóndilo femoral lateral. C) Resección del cementofito.
El cóndilo femoral aparece liberado.

de nuevo en la cara lateral de la rodilla y que aumenta con el movimiento de flexoextensión. La palpación dolorosa adyacente al cóndilo lateral de la prótesis se acompaña de crepitación al tacto con la movilización del miembro.

Considerando la exploración física y lo localizado del dolor, se decide realizar una ecografía selectiva en la zona dolorosa, que objetiva la presencia de tejido de aspecto inflamatorio que rodea al área articular, focalizada en su contorno externo, con signos de vascularización y que probablemente corresponde a tejido inflamatorio o de granulación reactivo a cuerpo extraño.

Se programa revisión quirúrgica de la zona. Con incisión previa y artrotomía lateral, se identifica tejido fibroso por debajo del cual se aprecia cemento extruido del componente femoral en su área condílea (véase la figura 1 B y C). En el intraoperatorio se objetiva resalte de la banda iliotibial con el cemento extruido, que desaparece tras la resección. El informe anatomopatológico del tejido inflamatorio mostró un fragmento de 4 × 3 × 1,2 cm de tejido inflamatorio crónico con fenómenos reparativos, correspondiente a membrana periprotésica.

Cuatro años tras la intervención, el paciente se encuentra asintomático y realiza una vida normal.

1.2 Caso 2

Varón de 76 años de edad, intervenido con colocación de prótesis total de rodilla derecha estabilizada posterior (Balansys®, Mathys) por diagnóstico de gonartrosis.

Cinco meses después de la intervención, el paciente desarrolla dolor en la cara anterolateral de la rodilla, con limitación de la extensión. Ha seguido tratamiento rehabilitador con fisioterapia, con medidas físicas antiinflamatorias y de movilización activa, sin mejora de los síntomas. La rodilla no presenta hidrops y sí dolor a punta de dedo sobre el epicóndilo externo en relación con la cintilla iliotibial. La radiografía no muestra cambios respecto al control postoperatorio (véase la figura 2 A). La ecografía realizada en la zona objetivó la presencia de focos hipoecogénicos, indicativos de leve hiperplasia sinovial en la región adyacente al reborde condíleo lateral, coincidente con un foco hiperecogénico y sombra acústica posterior, que probablemente se correspondía con pequeños restos de cementación y leve sinovitis reactiva local (véase la figura 2 B).

Se realiza una infiltración corticoanestésica en la zona (2 cc de mepivacaína al 2 % y 2 cc de betametasona), que inmediatamente mejora los síntomas.

Tres meses más tarde, y dada la persistencia del dolor, se realiza una intervención para retirar el cemento mediante abordaje directo lateral con

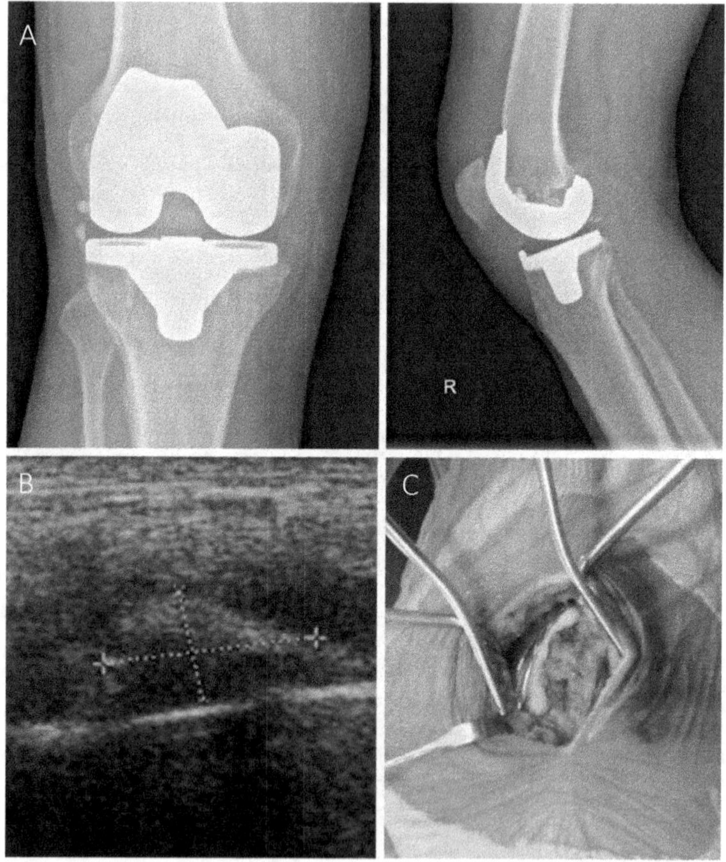

Figura 2

A) Radiografía anteroposterior y lateral de rodilla con adecuadas alineación
y cementación de componentes. B) Imagen hiperecogénica con sombra acústica
posterior, correspondiente al osteofito en la zona condílea. C) Artrotomía lateral.
Se aprecia la imagen del cementofito adyacente al cóndilo femoral lateral.

incisión de 3 cm (véase la figura 2 C). Durante la intervención se evidenció el resalte que creaba el fragmento de cemento extruido sobre la cintilla iliotibial. El tejido fibroso superficial al cemento se remitió para estudio anatomopatológico, que lo informó como tejido inflamatorio reactivo a cuerpo extraño.

2 Discusión

Es bien conocida la existencia de entesitis tras una artroplastia total de rodilla, y es en la pata de ganso donde aparece con más frecuencia. El dolor en la cara lateral de la rodilla es menos frecuente. Aunque existen casos descritos de síndrome de la cintilla iliotibial tras una prótesis total de rodilla,[7] no tenemos constancia de ninguna publicación en que la etiología sea la extrusión de cemento, a la que hemos llamado «cementofito».

Definimos «cementofito» como un fragmento romo, no desprendido, adyacente al hueso y que recuerda en apariencia al osteofito propio de la artrosis, del cual deriva el término (véase la figura 1 C). Dependiendo de su localización, el cementofito, al igual que el osteofito, tiene la capacidad de tensar y comprimir estructuras o limitar el movimiento. El cementofito quedaría, por lo tanto, diferenciado del cuerpo libre articular.

Pandher *et al.*[8] han publicado el caso de dolor tendinoso en la región lateral de la rodilla después del implante de una prótesis total de rodilla. Dos son las diferencias respecto a nuestros casos. La primera es que la estructura dolorosa es el bíceps femoral y no la cintilla iliotibial, y la segunda es que en su etiología no está implicado el cementofito. Los síntomas del síndrome de la cintilla iliotibial, debido a su anatomía característica con fibras hacia el tubérculo de Gerdy, son laterales y anterolaterales, asociados con el movimiento de flexoextensión, donde a menudo se evidencia el resalte con estructuras epicondíleas femorales.[9] Luyckx *et al.*[9] publicaron una serie de síndromes de la cintilla iliotibial tras una artroplastia total de rodilla y en su etiología tampoco encuentran el cementofito.

La mayor parte de las complicaciones tras una artroplastia primaria de rodilla descritas por la extrusión de cemento, tipo cementofito, hacen referencia a la prótesis unicompartimental. Una menor exposición articular, con un abordaje menos invasivo, parece estar en relación con estos casos. De manera análoga ocurre en los casos descritos en la prótesis total de rodilla.

Los casos que aquí describimos son femorales y laterales. Dos son las causas a las que achacamos la presencia de cemento extruido en esa región:

- La artrotomía medial y la desviación lateral de la patela (ya sea evertida o luxada) hacen que esa región sea la menos expuesta, y por lo tanto la de más difícil visualización.

- Una vez implantada la prótesis realizamos una compresión axial del miembro hasta el final del fraguado del cemento, y esta compresión axial hace que el cemento pueda seguir extruyendo, lo que exige una segunda comprobación meticulosa y sistemática.

Nos encontramos ante una complicación que puede ser frecuente, aunque en muchos casos podría ser asintomática. Berger *et al.,*[10,11] en una serie de 62 prótesis unicompartimentales, tuvieron que reoperar a un paciente por este motivo. En este mismo sentido, Elmadag *et al.,*[12] tras la resección por vía artroscópica de un cementofito tibial posterior, revisaron de manera retrospectiva 42 prótesis unicompartimentales y detectaron ocho casos asintomáticos.

El tratamiento del cemento se divide en dos partes, de las cuales la primera y más importante hace referencia a la profilaxis. Una sistemática constante en la actuación, pensando en la potencial complicación, disminuye el riesgo. En nuestro protocolo incluimos:

- Revisión en sentido de las agujas del reloj, con especial interés en revisar aquellas zonas donde sabemos que es más frecuente caer en el olvido (posterior en las prótesis unicompartimentales y femorolaterales en las totales).

- Segunda revisión después del tiempo de fraguado del cemento, antes del cierre quirúrgico.

- Control mediante fluoroscopia, valorando tanto la prótesis como cualquier aspecto relacionado con ella.[12]

Algunos autores sugieren la cementación en dos tiempos comenzando con la tibia,[13] y el uso de espejos dentales para la resección del cemento en las regiones posteriores.[14] En definitiva, lo más importante es pensar en la complicación para evitarla.

La segunda parte del tratamiento pasa por la resección. Clásicamente se procedía a realizar una artrotomía,[15] pero en los últimos años la vía artroscópica tiene más seguidores[2,16,17] con la idea de una recuperación más rápida y la misma efectividad. En estos casos la artroscopia, con el fragmento adherido a la prótesis, muchas veces es exigente y requiere la realización de portales accesorios poco frecuentes.[17] En nuestra opinión, optar por un abordaje lateral directo con una incisión de 3 cm y el alta hospitalaria en las primeras 24 horas no influyen en la recuperación del paciente.

En conclusión, el cemento extruido, tipo cementofito, en la mayoría de los pacientes es asintomático, pero puede provocar compresión de estructuras vecinas, siendo la cara lateral de la rodilla compatible con un síndrome de la cintilla iliotibial. La resección del cementofito por vía artroscópica y abierta es el tratamiento de elección, pero lo más importante es la profilaxis con revisiones sistemáticas de la rodilla, antes y después del fraguado del cemento.

Bibliografía

1. Gunston PH. Polycentric knee arthroplasty: prosthetic simulation of normal knee movement. J Bone Joint Surg Br. 1979; 53: 272-5.

2. Bhutta MA, Doorgakant A, Marynissen H. Tibial nerve impingement secondary to posterior cement extrusion after unicompartmental knee arthroplasty. J Arthroplasty. 2010; 25: 1168.e17-8.

3. Hirsch SA, Robertson H, Gorniowsky M. Arterial occlusion secondary to methylmethacrylate use. Arch Surg. 1976; 111: 204.

4. Jung KA, Lee SC, Song MB. Lateral meniscus and lateral femoral condyle cartilage injury by retained cement after medial unicondylar knee arthroplasty. J Arthroplasty. 2008; 23: 1086-9.

5. McCallum TJ, O'Connor GJ, Allard MJ. Intravesical methylmethacrylate after revision hip arthroplasty. J Urol. 1996; 156: 1777.

6. Ward WG, Haight DD. Skin ulceration from tibial cement extrusion: case report and literature review. J Arthroplasty. 1998; 13: 826-9.

7. Otani T, Fujii K, Ozawa M, Kaechi K, Funaki K, Matsuba T, *et al.* Impingement after total knee arthroplasty caused by cement extrusion and proximal tibiofibular instability. J Arthroplasty. 1998; 13: 5.

8. Pandher DS, Boparai RS, Kapila R. Biceps tendinitis as a cause of acute painful knee after total knee arthroplasty. J Arthroplasty. 2009; 24: 1292.e11-4.

9. Luyckx L, Luyckx T, Bellemans J, Victor J. Iliotibial band traction syndrome in guided motion TKA. A new clinical entity after TKA. Acta Orthop Belg. 2010; 76: 507-12.

10. Berger RA, Nedeff DD, Barden RM, Sheinkop MM, Jacobs JJ, *et al.* Unicompartmental knee arthroplasty. Clinical experience at 6- to 10-year follow-up. Clin Orthop Relat Res. 1999; 367: 50-60.

11. Berger RA, Meneghini RM, Jacobs JJ, Sheinkop MB, Della Valle CJ, Rosenberg AG, *et al.* Results of unicompartmental knee arthroplasty at a minimum of ten years of follow-up. J Bone Joint Surg Am; 2005; 87: 999-1006.

12. Elmadag M, Imren Y, Erdil M, Bisbel K, Tuncay I. Excess retained cement in the posteromedial compartment after unicondylar knee arthroplasty. Acta Orthop Traumatol Turc. 2013; 47: 291-4.

13. Karataglis D, Agathangelidis F, Papadopoulos P, Petsatodis G, Christodoulou A. Arthroscopic removal of impinging cement after unicompartmental knee arthroplasty. Hippokratia. 2012; 16: 76-9.

14. Marsland D, Bradley NW. Use of a dental tool to remove excess cement in unicompartmental knee arthroplasty. Ann R Coll Surg Engl. 2009; 91: 520-1.

15. Robins PR. Internal derangement of the knee caused by a loose fragment of methylmethacrylate following unicompartmental total knee arthroplasty: a case report. Clin Orthop. 1977; 128: 208-9.

16. Howe DJ, Taunton OD Jr, Engh GA. Retained cement after unicondylar knee arthroplasty. A report of four cases. J Bone Joint Surg Am. 2004; 86: 2283-6.

17. Kim WY, Shafi M, Kim YY, Kim JY, Cho YK, Han CW. Posteromedial compartment cement extrusion after unicompartmental knee arthroplasty treated by arthroscopy: a case report. Knee Surg Sports Traumatol Arthrosc. 2006; 14: 46-9.

Capítulo 10

Colapso metafisario distal de fémur tras una fractura intraoperatoria en un recambio de rodilla

E. Gómez-Barrena, E. García-Rey

Servicio de Cirugía Ortopédica y Traumatología A, Hospital Universitario La Paz,
Universidad Autónoma de Madrid, Madrid, España

Dirección para correspondencia
Dr. Enrique Gómez Barrena
egomezbarrena@gmail.com

Introducción

El manejo de los defectos óseos importantes en el fémur distal es difícil, en particular en pacientes jóvenes que precisan cirugías de revisión de rodilla muy pronto. El objetivo principal es restaurar la función articular a la vez que conseguir una transmisión de la carga adecuada desde la diáfisis a la articulación. Para muchos cirujanos, evitar vástagos intramedulares largos cementados, sobre todo en el paciente joven que puede requerir múltiples revisiones, sería la estrategia ideal. Las posibles soluciones para esta compleja situación son debatibles, pues es difícil generar suficientes series de casos sin una gran heterogeneidad que debilite el análisis.

En este contexto, revisamos aquí un caso complejo que pudo resolverse con éxito según unos principios quirúrgicos que están al alcance de la mayoría de los cirujanos de rodilla con entrenamiento estándar, como es el recambio de rodilla mediante implante modular cementado semiconstreñido, con vástagos *press-fit* y reconstrucción metafisaria femoral distal mediante cono metálico de tantalio.

El objetivo de este capítulo es definir y discutir un caso complejo de defecto femoral distal metafisario grave (clase 3 del Anderson Orthopaedic Research Institute [AORI]), las opciones quirúrgicas que se consideraron y el tratamiento quirúrgico elegido, que consiguió restaurar la transmisión de la carga y una función adecuada en una paciente joven.

1   Caso clínico

Paciente nacida en 1980, afecta de poliartritis crónica juvenil (enfermedad de Still) diagnosticada a los 8 años de edad, que precisó tratamiento con metotrexato. Otros antecedentes personales incluyen hipertensión arterial, foramen oval permeable (que requiere profilaxis de endocarditis bacteriana en cirugía programada), asma bronquial, hipotiroidismo, neumonía basal derecha, obesidad y síndrome depresivo.

En 1999 es remitida a nuestro servicio para estudio articular y posible tratamiento de la rodilla derecha, articulación que ocasionaba mayor afectación funcional, con gran dificultad para la bipedestación y la marcha, además de dolor con la actividad y en reposo pese al tratamiento. Era incapaz de salir de casa y la deambulación domiciliaria era muy restringida, con manejo habitual en silla de ruedas.

En la exploración clínica realizada en 1999 se apreció en la rodilla derecha un flexo rígido de 40°, con movilidad de extensión-flexión en la rodilla derecha de 0°-40°-80°. Además, en la rodilla izquierda se apreció un flexo de 10°, con movilidad en extensión-flexión de 0°-10°-90°. La limitación era considerable también en las caderas, siendo el flexo de cadera derecha de 30° con movilidad de extensión-flexión de 0°-30°-60° y rotaciones externa e interna de 30°-0°-30°. Así mismo, la cadera izquierda presentaba flexo de 10° con movilidad de 0°-10°-90°, y rotaciones externa e interna de 30°-0°-30°.

Ante tal situación, se indicó y realizó artroplastia total de la rodilla derecha cementada con implante de Sistema Interax® (Howmedica International, Stain, UK) con diseño estabilizado posterior, además de importante liberación de partes blandas y reanclaje proximal del ligamento colateral medial mediante tornillo-grapa de Déjour. La intervención permitió recuperar a la paciente una movilidad de extensión-flexión en la rodilla derecha de 0°-10°-80°. Secuencialmente se intervinieron ambas caderas en el año 2000 (con paresia residual del nervio peroneo izquierdo) y se recuperó la deambulación con ayuda de solo un bastón largo y alza de 3 cm en el pie derecho. Así mismo, en 2006 se implantaron prótesis en ambos codos, en 2009 se realizó triple artrodesis en el pie izquierdo y, en 2011, una artrodesis mediotarsiana derecha.

El seguimiento de su rodilla derecha fue satisfactorio, pese a la implantación del componente femoral en moderada extensión y la patela baja residual (véase la figura 1 A y B), pero en 2011 aparecieron dolor progresivo y pérdida funcional que motivaron el diagnóstico de aflojamiento aséptico de la prótesis tras 12 años de supervivencia. Ante dicho diagnóstico, en octubre de 2011 se procedió al recambio en un tiempo de su prótesis de rodilla derecha con implante de prótesis total modular Triathlon® (Stryker, Kalamazoo, MI, USA), observando un defecto AORI 2b en la tibia (resuelto con bloques de 5 mm medial y lateral, con extensión de vástago tibial de 100 mm y 11 mm de diámetro), y también un defecto AORI 2b en el fémur distal (que requirió suplementos distales medial y lateral de 10 mm

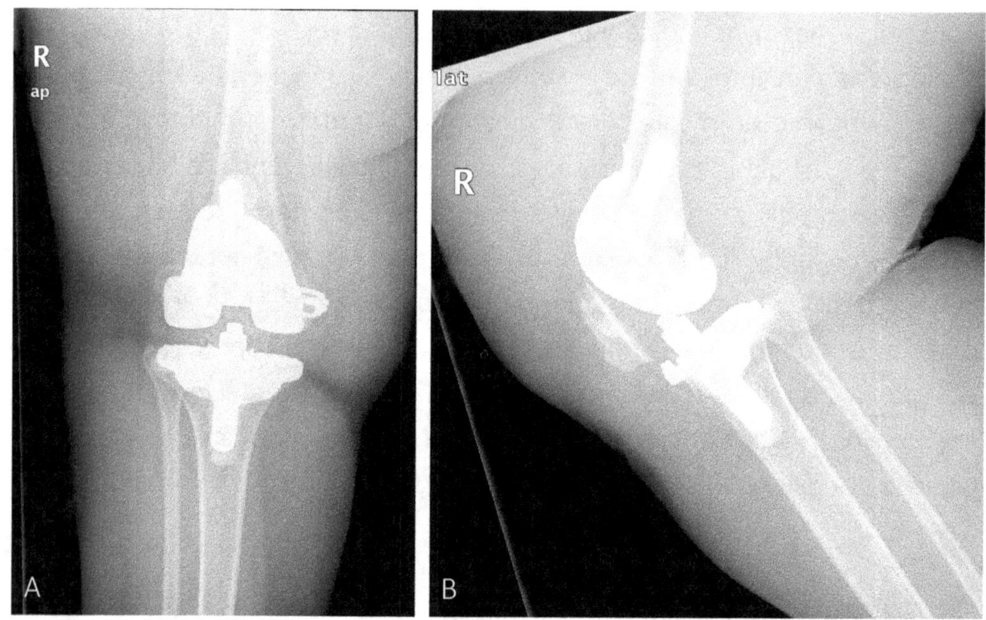

Figura 1

Prótesis total de rodilla Interax implantada en 1999, proyección anteroposterior
(A) y lateral (B). Nótese el tornillo-grapa de Déjour para reanclaje proximal
de ligamento colateral medial.

y suplementos posteriores medial y lateral de 5 mm sobre extensión de
vástago de 100 mm y 10 mm de diámetro). Sin embargo, no se consiguió
mejorar la posición de la rótula y, dado el espacio articular resultante, se
implantó polietileno de 16 mm con poste estabilizador. Durante la cirugía

se produjo una fractura supracondílea del fémur distal que se consideró estabilizada mediante el implante (véase la figura 2 A y B). El tiempo quirúrgico de la intervención fue de 170 minutos, y el tiempo de isquemia fue de 145 minutos.

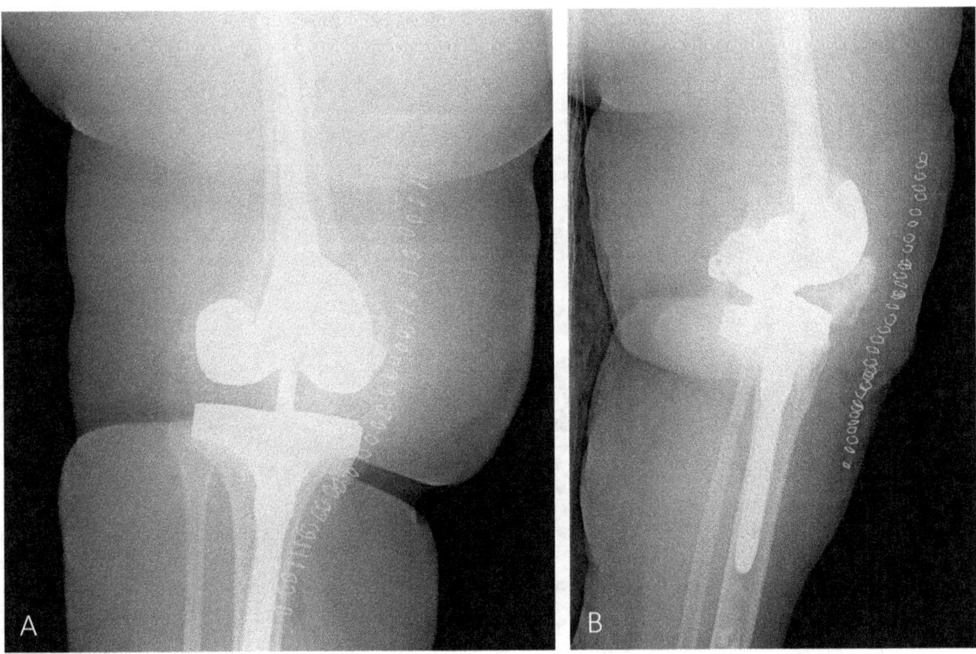

Figura 2

Prótesis de rodilla de recambio Triathlon implantada en 2011, postoperatorio inmediato, en proyección anteroposterior (A) y lateral (B). Nótese la fractura supracondílea femoral intraoperatoria, estabilizada por el implante.

Al año de la intervención de recambio de rodilla derecha (finales de 2012), la fractura supracondílea no había consolidado (véase la figura 3 A y B), pero se optó por seguir en observación. Sin embargo, el dolor y la dificultad funcional progresaron. Se reevaluó en agosto de 2013, con dolor importante al apoyo que había progresado en los 9 meses previos. En los 2 meses

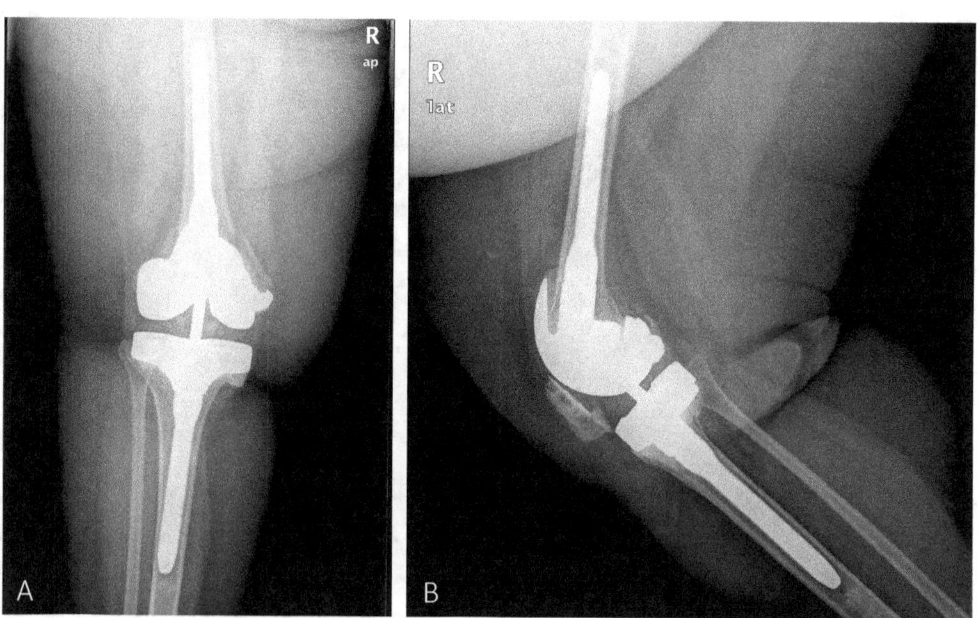

Figura 3

Seguimiento en 2012 de la prótesis de recambio implantada en 2011, en proyección anteroposterior (A) y lateral (B). Nótese la fractura supracondílea femoral no consolidada.

anteriores a la consulta, refería dolor con los cambios de postura incluso en la cama. La rodilla se encontraba inmovilizada con una férula por dolor y sensación de inestabilidad, sin poder deambular de manera independiente, ni siquiera con bastones. En la exploración clínica se apreció un acortamiento del miembro inferior derecho de 5 cm, dolor a la presión sobre el fémur distal y la diáfisis tibial, sin signos inflamatorios ni derrame significativo en la rodilla derecha, con una movilidad de 30° (0°-10°-40°). Aunque conseguía la contracción del cuádriceps, no elevaba el miembro inferior derecho contra gravedad. El dolor no se controlaba pese al tratamiento con oxicodona, gabapentina, pregabalina, toradol, levetirazepam y lormetazepam.

El estudio radiológico practicado en agosto de 2013 mostró (véase la figura 4 A y B) que la fractura metafisaria distal del fémur no se había consolidado, a los 2 años tras la intervención de recambio, y se había producido un colapso metafisario distal del fémur con ascenso de la prótesis y acortamiento del miembro inferior derecho. Ítem más, se apreció un cambio de imagen en la unión modular del vástago femoral (véase la figura 3 A para comparar con la radiografía previa).

Con el diagnóstico de fallo secundario femoral de prótesis de recambio de rodilla derecha tras pseudoartrosis de fractura metafisaria y colapso del fémur distal, se indicó cirugía. La evaluación preoperatoria confirmó la autorización anestésica con ASA III y, debido a la luxación atloaxoidea y la limitación de las articulaciones temporomandibulares, se planteó la

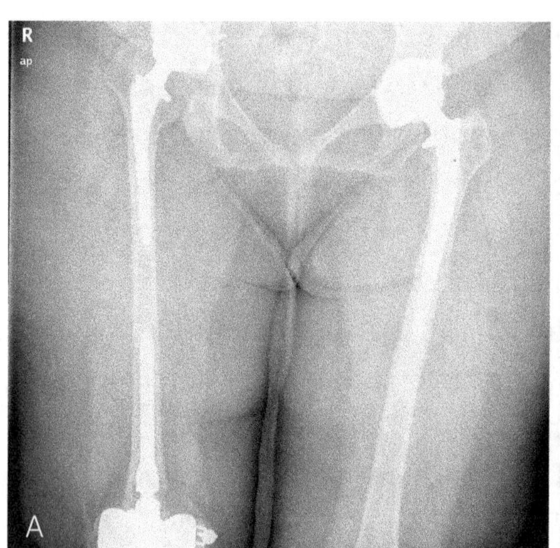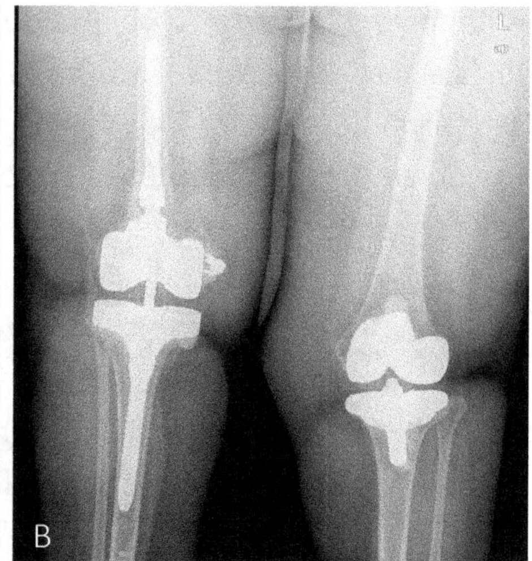

Figura 4

Estudio radiológico de prótesis de rodilla de recambio en 2013, dos años de
evolución, sin conseguir la consolidación de la fractura y habiéndose producido
el colapso metafisario. Obsérvese en la radiografía anteroposterior de fémur
completo (A) las limitaciones para implantar un vástago intramedular largo.
Obsérvese en la radiografía anteroposterior de rodilla completa (B) el cambio en
la imagen del anclaje modular del vástago femoral, y compárese con la figura 3 A.

intubación mediante fibroscopio con la paciente despierta. Así mismo, se
constataron una hemoglobina preoperatoria de 13,7 g/dl y un hematocrito del 42,9 %. Se programó la intervención de segundo recambio de rodilla
derecha.

2   Posibilidades terapéuticas

El caso revestía una notable complejidad a la hora de plantear la reconstrucción funcional de la rodilla. En primer lugar, la fractura metafisaria intraoperatoria ocurrida en el fémur distal durante el primer recambio no se había consolidado. En segundo lugar, el cambio apreciado radiológicamente en la imagen del anclaje modular del vástago femoral sugería un desprendimiento modular del vástago femoral. En tercer lugar, era evidente el colapso del fémur distal, probablemente asociado a la fractura y a la reabsorción ósea femoral distal, con la consiguiente insuficiencia de reserva ósea femoral que sugería un defecto femoral AORI 3. Y en cuarto lugar, la inestabilidad resultante probablemente era multifactorial, contribuyendo a ello la pérdida de hueso, el desencaje del implante y la insuficiencia de partes blandas.

Como aspectos asociados, se observaron unos canales femoral y sobre todo tibial muy estrechos; insuficiencia tibial proximal debida a un defecto previo suplementado con bloques, lo que deja un extremo tibial que precisa componentes muy pequeños para conseguir apoyo; y dudosa función de partes blandas periarticulares. Todo ello en una paciente de 34 años de edad que presumiblemente precisará sucesivos recambios.

En este contexto, se manejaron las tres principales estrategias de tratamiento en el fracaso aséptico de un recambio de rodilla con pérdida ósea marcada:

- La artrodesis femorotibial con un notable acortamiento fue rechazada por la paciente, además de considerar un mayor riesgo de aflojamiento de otras artroplastias en los miembros inferiores (ambas caderas y la rodilla contralateral) en una paciente con artrodesis de ambos pies.

- La artroplastia de rodilla constreñida tipo bisagra o de encaje rotatorio con fijación diafisaria.

- La artroplastia de rodilla modular semiconstreñida con suplemento de los defectos y fijación metafisodiafisaria.

Otras opciones propuestas en la literatura que pueden merecer discusión son la utilización de aloinjertos en bloque, la aplicación de injerto triturado, la interposición de suplementos metafisarios poliméricos o metálicos sólidos, y la utilización de megaprótesis tumorales.

En la segunda opción (recambio a artroplastia constreñida o rotatoria con fijación diafisaria cementada), la experiencia de nuestro servicio incluye más de cien rodillas implantadas durante un recambio, recuperando la estabilidad y obteniendo una satisfactoria fijación. En contra de esta opción se encontraba la necesidad de una fijación diafisaria larga cementada. Muchos de los diseños de fijación diafisaria cementada larga presentan una escasa transmisión de las cargas metafisarias, lo que puentea la metáfisis y complica más la evolución del hueso de esa zona, descansando en la fijación intramedular femoral distal del vástago diafisario, que muestra notables diferencias con el anclaje femoral proximal de la cadera. El hecho de portar una prótesis de cadera con vástago femoral cementado podría dificultar el uso de un vástago largo cementado, o bien dejar un espacio libre de cemento de escasos centímetros que podría concentrar tensiones y llegar a la fractura. Un vástago femoral cementado corto podría no proporcionar una adecuada fijación y propiciar nuevamente el fallo modular o el fallo de fijación. Además, a la edad de 34 años es esperable que la rodilla precise otros recambios, lo que podría verse dificultado en este caso.

En la tercera opción (recambio a artroplastia semiconstreñida con fijación metafisodiafisaria), la experiencia de nuestro servicio incluye más de 200 rodillas implantadas con el mismo diseño y más de 400 implantes con diferentes diseños. En torno a esta opción, destacaba el colapso metafisario que no puede resolverse con suplementos habituales, los canales estrechos y el previsible tamaño pequeño de los componentes, que restan posibilidades para un correcto posicionamiento sobre la conexión entre la diáfisis y la metáfisis (a veces no alineadas) que necesita un tallado importante para alojar un vástago en *offset,* y la inestabilidad multifactorial que puede precisar más constricción articular.

Tras el estudio con plantillas y el cálculo de dimensiones, ejes y espacios, se preparó un implante modular semiconstreñido NexGen® L-CCK (Zimmer, Varsaw IN, EE.UU.) de revisión, incluyendo vástagos rectos desde 10 mm de

diámetro, vástagos con *offset* desde 11 mm de diámetro, implantes pequeños (tallas 1 y 2 de tibia y talla B de fémur) y conos de suplementación metafisaria de tantalio para fémur y tibia.

3   Tratamiento realizado y resultado

El 4 de septiembre de 2013 se realizó la intervención planificada, bajo anestesia epidural y raquídea, con vía venosa central. Bajo isquemia mediante manguito de presión a 300 mmHg tras exsanguinación con venda de Esmarch, se
realizó abordaje parapatelar medial sobre incisión previa en la línea media,
que se amplió mediante *rectus snip*. Se observó una moderada metalosis y
se procedió a la extracción del implante previo, observando un desencaje del
vástago femoral en la unión, sin fracturas del implante. Se obtuvieron cinco
muestras para ulterior comprobación microbiológica y se envió muestra de
tejido sinovial para anatomía patológica en cortes congelados en fresco e informe intraoperatorio. Este indicó fibrosis y reacción granulomatosa a cuerpo extraño, sin signos de infección ni inflamación aguda. Con el diagnóstico
preoperatorio e intraoperatorio de fallo aséptico, se planteó el recambio en
un tiempo. Se retiró el tornillo-grapa de Déjour y se desbridaron los restos
óseos de metáfisis femoral, definiendo el defecto femoral como AORI 3 (véase
la figura 5). Se limpiaron el hueso y las partes blandas, y se preparó el canal
femoral ajustando la fresa de 12 mm de diámetro.

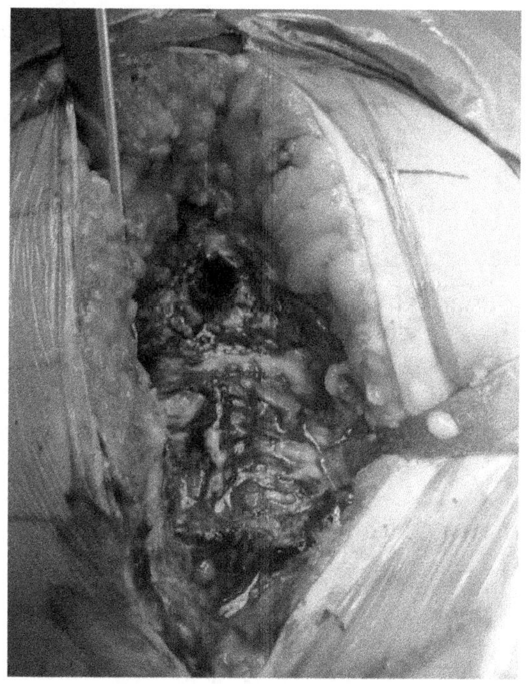

Figura 5

Imagen intraoperatoria del defecto femoral distal y de la metalosis, tras la retirada del implante de recambio previo.

Tras la extracción de la tibia y el cemento, se preparó el canal tibial con la fresa de 11 mm de diámetro, ajustando el componente tibial del número 1 (el más pequeño del diseño) que pudo alinearse sin *offset* al vástago, completando el apoyo con suplementos de hemibloque de 10 mm medial y 5 mm lateral. Una vez definida la interlínea articular en la tibia para evitar un mayor descenso de la patela (aun sin conseguir corregir la patela baja previa por retracción y acortamiento del tendón rotuliano), se planteó la reconstrucción del extremo femoral con incorporación al implante de prueba de suplementos distales y posteriores de 10 mm, tanto en medial como en lateral. Se realizaron pruebas de conos metafisarios femorales y se comprobó el apoyo en la diáfisis distal y el encaje del cono de 50 mm (tamaño pequeño) en el componente femoral con escotadura CCK y vástago de prueba de 12 mm. Con dicha configuración de prueba de la tibia y el fémur, se comprobó la estabilidad en flexoextensión a 0° y 90°. Se procedió a la cementación en dos tiempos (primero la tibia y después el fémur), con una bolsa de cemento Palacos® G para cada componente y añadiendo 1 g de vancomicina por bolsa. Para la implantación de tibia, se montó en la mesa auxiliar el vástago de 11 mm y el polietileno con poste CCK y grosor de 14 mm en el componente tibial, y se cementaron los bloques al no disponer el componente tibial número 1 de orificios para el atornillado de bloques. Para la implantación de fémur, se montaron en la mesa auxiliar el vástago y los bloques, se colocó cemento sobre las uniones modulares y se introdujo el cono de tantalio por el vástago, tras lo cual se implantó el conjunto, cuidando de alinear el cono de tantalio para apoyo en la diáfisis distal preparada a tal efecto. Se redujo la articulación y se mantuvo en extensión con compresión longitudinal sobre el pie hasta el fraguado del cemento (véase la figura 6). Se procedió entonces a la liberación de la isquemia (a los 145 minutos), tras lo cual el resto óseo metafisario, anclado a las partes blandas mediales, se superpuso al tantalio a la vez que se utilizó aloinjerto (una cabeza femoral proveniente del banco de huesos) para cobertura y relleno metafisario.

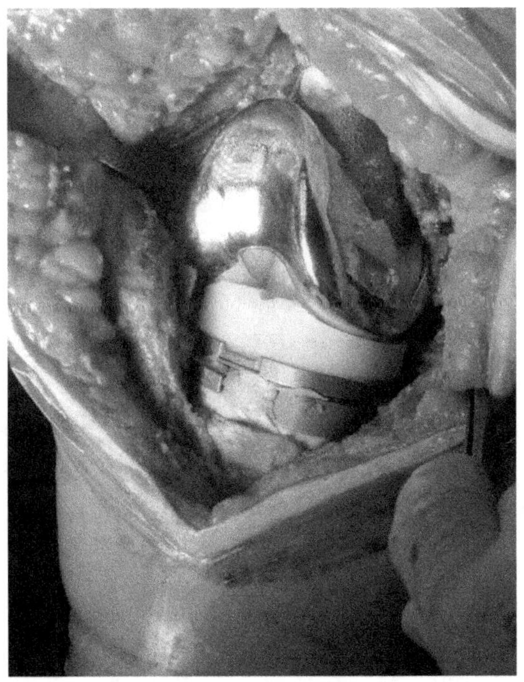

Figura 6

Imagen intraoperatoria de la reconstrucción tras el implante de la prótesis
de recambio con suplementos y cono modulares.

Tras completar el implante, se realizó el cierre de la incisión lateral sobre
el recto anterior *(rectus snip)* y se confirmó una movilidad de 0° a 60° con
aceptable recorrido patelar pese a la patela baja residual. Tras completar
el cierre de la artrotomía y los planos, y después de introducir un tubo de

Redon de drenaje de 12 mm, se infundió intraarticularmente ácido tranexámico (cinco ampollas con 20 cc de solución salina fisiológica) y se dio por concluida la intervención a los 195 minutos.

La evolución postoperatoria no presentó complicaciones, sin precisar transfusión sanguínea. En los análisis solicitados desde la sala de reanimación, a las 3 horas de la intervención, la hemoglobina era de 11,9 g/dl y el hematocrito del 34,2 %. A las 24 horas, la hemoglobina se mantenía en 11,4 g/dl y el hematocrito en 35,9 %. Del drenaje Redon (que se mantuvo cerrado 2 horas tras la cirugía y sin aspiración hasta su retirada) se recogieron 70 cc y fue retirado. A las 24 horas en planta, la paciente presentaba movilidad de 0° a 60° y comenzó la rehabilitación. Fue autorizada la sedestación a los 2 días de la cirugía tras realizar una radiografía que fue satisfactoria (véase la figura 7 A y B), y la marcha con bastones en apoyo completo a la semana de la intervención. La radiología mostró un buen encaje de ambos vástagos y apoyo cortical femoral del suplemento metafisario.

La evolución de la herida fue de cicatrización sin complicaciones, y la paciente prosiguió sus ejercicios de flexoextensión y su marcha asistida durante 2 meses. En noviembre de 2013 comenzó la retirada de los bastones. A los 8 meses de la intervención no presentaba dolor a la carga y deambulaba por su domicilio sin bastones, utilizando un bastón al salir a la calle y para trayectos más largos. La movilidad activa de la rodilla en flexoextensión era de 0°-80°, con una rodilla estable. Al año de la intervención,

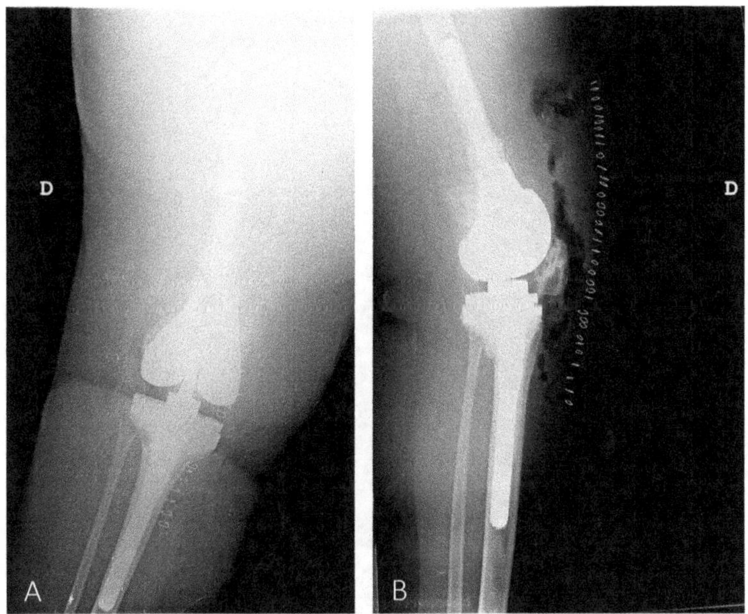

Figura 7

Estudio radiológico postoperatorio de prótesis de rodilla de recambio NexGen L-CCK
con suplementos y cono modulares en proyección anteroposterior (A) y lateral (B).

la situación se encuentra estabilizada, con extensión completa, flexión de
80° y marcha independiente con ayuda en trayectos largos. La radiología
no muestra cambios significativos de posición ni reabsorción ósea, manteniendo el eje y la interfaz implante-hueso en evolución favorable (véase la
figura 8 A y B).

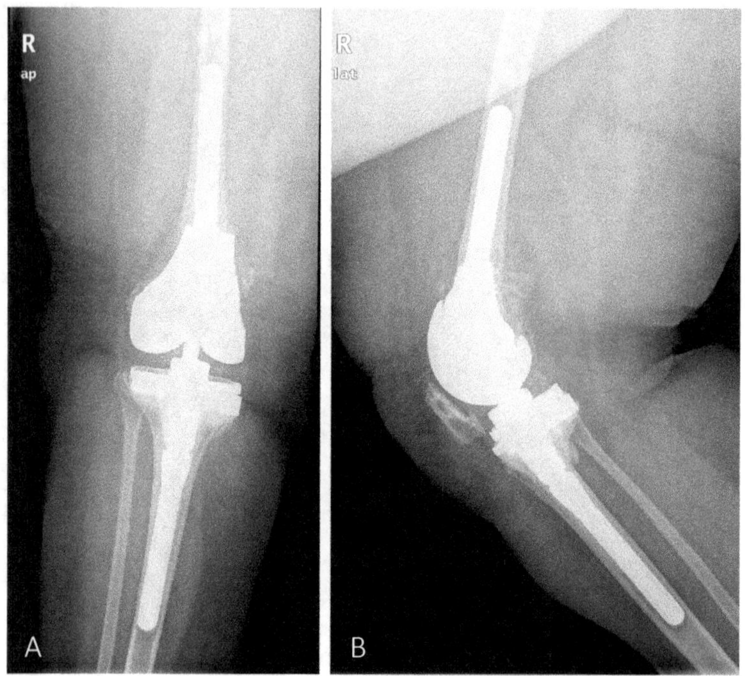

Figura 8

Estudio radiológico de seguimiento en 2014 de prótesis de rodilla de recambio
implantada en 2013 con suplementos y cono modulares en proyección
anteroposterior (A) y lateral (B). Obsérvese el apoyo del cono modular
en la cortical diafisaria y el relleno de los canales de tibia y fémur.

4 Discusión y conclusiones

La reconstrucción metafisaria permite una distribución de la carga adecuada en caso de defectos graves en la rodilla, con función satisfactoria incluso en casos muy complejos. En los pacientes más jóvenes, con buena cortical diafisaria, una solución como la planteada permite evitar un largo vástago intramedular cementado, dependiente únicamente del soporte intramedular, que debilite la diáfisis; solución esta última que puede verse dificultada o impedida en casos como el presente, en que ya existe una ocupación del canal intramedular femoral por el vástago de una prótesis de cadera. En estas situaciones es necesaria una transmisión de cargas no sólo intramedular sino también cortical desde la metáfisis reconstruida, lo que puede conseguirse con amplios suplementos metafisarios sin necesidad de prótesis tumorales.

En la literatura se han comunicado diferentes soluciones técnicamente posibles para la reconstrucción metafisaria, como el injerto óseo en bloque o triturado, las prótesis tumorales o bien el relleno mediante cemento y, sobre todo, mediante segmentos metálicos modulares.[1] El relleno con aloinjertos en bloque fue muy utilizado en cirugía tumoral, con buenos resultados a corto plazo,[2] pero la tasa de fallo relacionado con el injerto en series largas se encuentra en torno al 25 %.[3] La utilización de injerto triturado ha permitido buenos resultados en algunos grupos;[4] estudios de 10 años han observado un fallo superior al 50 % en el recambio de rodilla mediante injerto triturado y prótesis rotatoria con fijación intramedular cementada.[5] La megaprótesis tumoral se utiliza excepcionalmente en el recambio de rodilla[6] y se reserva para casos extremos en que se requiere su uso para salvamento del miembro inferior, de forma análoga a la cirugía tumoral. Todo esto ha llevado a la preferencia general por el relleno mediante conos o suplementos metálicos, dados sus buenos resultados a corto plazo,[7,8] aun con la prevención de esperar resultados a largo plazo y la confianza que ofrece la fijación biológica que lleve a la osteointegración.[9] Estudios histológicos, no obstante, han mostrado que puede existir una irregular fijación biológica,[10] sobre todo en presencia de cemento, insuficiente contacto con el hueso huésped y quizás inadecuada carga mecánica. Por ello, el uso de vástagos *press-fit* en el fémur distal mejora la estabilidad biomecánica,[11] y el uso de vástagos *press-fit* (con canal fresado) y cementados en los recambios de rodilla ha demostrado, en implantes más antiguos, una supervivencia a largo plazo muy satisfactoria.[12]

Por todo ello, se concluye que la transmisión diafisometafisaria de cargas en el fémur distal mediante vástago a presión y cono modular trabecular, a la vista de la literatura y de la experiencia de los autores, parece la técnica más adecuada para el caso planteado. A corto plazo se ha observado una buena respuesta funcional, restableciendo la deambulación independiente con una movilidad útil. El seguimiento a largo plazo demostrará si la solución es duradera.

Bibliografía

1. Whittaker JP, Dharmarajan R, Toms AD. The management of bone loss in revision total knee replacement. J Bone Joint Surg Br. 2008; 90: 981-7.

2. Wilkins RM, Kelly CM. Revision of the failed distal femoral replacement to allograft prosthetic composite. Clin Orthop Relat Res. 2002: (397): 114-8.

3. Backstein D, Safir O, Gross A. Management of bone loss: structural grafts in revision total knee arthroplasty. Clin Orthop Relat Res. 2006; 446: 104-12.

4. Lotke PA, Carolan GF, Puri N. Impaction grafting for bone defects in revision total knee arthroplasty. Clin Orthop Relat Res. 2006; 446: 99-103.

5. Hilgen V, Citak M, Vettorazzi E, Haasper C, Day K, Amling M, *et al.* 10-year results following impaction bone grafting of major bone defects in 29 rotational and hinged knee revision arthroplasties: a follow-up of a previous report. Acta Orthop. 2013; 84: 387-91.

6. Holl S, Schlomberg A, Gosheger G, Dieckmann R, Streitbuerger A, Schulz D, *et al.* Distal femur and proximal tibia replacement with megaprosthesis in revision knee arthroplasty: a limb-saving procedure. Knee Surg Sports Traumatol Arthrosc. 2012; 20: 2513-8.

7. Howard JL, Kudera J, Lewallen DG, Hanssen AD. Early results of the use of tantalum femoral cones for revision total knee arthroplasty. J Bone Joint Surg Am. 2011; 93: 478-84.

8. Derome P, Sternheim A, Backstein D, Malo M. Treatment of large bone defects with trabecular metal cones in revision total knee arthroplasty: short term clinical and radiographic outcomes. J Arthroplasty. 2014; 29: 122-6.

9. Lachiewicz PF, Bolognesi MP, Henderson RA, Soileau ES, Vail TP. Can tantalum cones provide fixation in complex revision knee arthroplasty? Clin Orthop Relat Res. 2012; 470: 199-204.

10. Breer S, Hahn M, Kendoff D, Krause M, Koehne T, Haasper C, *et al.* Histological ex vivo analysis of retrieved human tantalum augmentations. Int Orthop. 2012; 36: 2269-74.

11. Ferguson PC, Zdero R, Schemitsch EH, Deheshi BM, Bell RS, Wunder JS. A biomechanical evaluation of press-fit stem constructs for tumor endoprosthetic reconstruction of the distal femur. J Arthroplasty. 2011; 26: 1373-9.

12. Langlais F, Belot N, Ropars M, Lambotte JC, Thomazeau H. The long-term results of press-fit cemented stems in total knee prostheses. J Bone Joint Surg Br. 2006; 88: 1022-6.

Capítulo 11

Ácido hialurónico

J. Monfort Faure

Servicio de Reumatología, Hospital del Mar, Barcelona

Dirección para correspondencia
Dr. Jordi Monfort Faure
Jmonfort@parcdesalutmar.cat

Introducción

El ácido hialurónico (AH) es un glucosaminoglicano no sulfatado de elevado peso molecular formado por una larga cadena de disacáridos (β-D-glucoronil-β-D-N- acetilglucosamina).[1] El AH endógeno está ampliamente distribuido en nuestro organismo, donde ejerce múltiples funciones: hidratación y reparación de determinados tejidos y migración celular. Es, por otro lado, un componente mayor del líquido sinovial y del cartílago,[2] y desempeña un papel esencial en el funcionamiento de la articulación.[1] Su uso en clínica fue propuesto después de determinar que su concentración se encontraba reducida y su longitud era menor en el líquido sinovial de los pacientes que padecían osteoartrosis (OA).[1,3] Los estudios preliminares fueron realizados por Peyron y Balazs a comienzos de los años 1970,[4] y fue el propio Balazs quien años más tarde, a principios de la década de 1990, introdujo el concepto de viscosuplementación.[5] Este concepto se basa en la hipótesis de que las inyecciones intraarticulares de AH pueden ayudar a restaurar la viscoelasticidad del líquido sinovial y promover la síntesis endógena de AH de un peso molecular más alto y posiblemente más funcional, lo que contribuiría al tratamiento sintomático de la OA mediante la reducción del dolor y la mejoría de la función articular.[2] La eficacia del reemplazo del líquido sinovial patológico por AH exógeno depende de las propiedades físicas de la solución utilizada y de su permanencia en la articulación.[1] Basándose en este principio se han desarrollado diferentes preparaciones de AH, que pueden dividirse en dos categorías: de bajo peso molecular (0,5-2 × 10^6 Da) y de alto peso molecular (*crosslinked* HA, $6\text{-}7 \times 10^6$ Da).[2] Los diferentes tipos de AH se han probado en ensayos clínicos aleatorizados frente a placebo,[6-10] y posteriormente se han comparado con las inyecciones intraarticulares de corticosteroides[11-13] y los antiinflamatorios no esteroideos.[14,15]

Sin embargo, aunque inicialmente los estudios se centraron en los aspectos más clínicos de la molécula, en los últimos años la comunidad científica ha mostrado un creciente interés por sus interacciones con los diversos tejidos articulares: cartílago, membrana sinovial y hueso subcondral.[1,16-18]

Finalmente, se ha venido insistiendo sobre la posibilidad que el AH actúe no sólo como fármaco capaz de aliviar los síntomas de la OA, sino también como un agente modificador de la estructura,[19] en virtud de diferentes estudios tanto clínicos[20,21] como en modelos animales[22] y en investigación básica.[1,16-18]

1   El ácido hialurónico y su función en la articulación

El AH proporciona viscoelasticidad al líquido sinovial y actúa como lubricante articular, ayudando a absorber los diferentes impactos recibidos por la articulación.[23] Sin embargo, en cuanto a polisacáridos se refiere, el líquido sinovial de las articulaciones artrósicas y el de las articulaciones sanas tiene características claramente distintas. En la OA, las concentraciones de AH y de glucosaminoglicano del líquido sinovial son menores que en condiciones normales.[24] Los cambios cualitativos y cuantitativos del AH en la OA pudieron objetivarse mediante experimentos realizados en sinoviocitos de conejo, en los que se demostró que la interleucina 1 beta (IL-1β) y el factor de necrosis tumoral alfa (TNF-α), citocinas que poseen un efecto catabólico sobre el cartílago, son capaces de estimular la AH sintetasa, lo cual, en el contexto de un proceso inflamatorio, conducirá a la acumulación y la posterior fragmentación del AH.[25] Distintos estudios han demostrado, a su vez, que el AH exógeno administrado en forma de inyección intraarticular puede estimular la producción de AH endógeno. En concreto, en cultivos de sinoviocitos humanos procedentes de biopsias sinoviales y de artroplastias de rodillas de pacientes diagnosticados de OA, el AH de diferente peso molecular ($3,4 \times 10^5$ a $4,7 \times 10^6$) aumentó la cantidad de AH sintetizado *de novo,* y dicha síntesis demostró ser dependiente de la concentración y del peso molecular del AH administrado. En este sentido, el AH de peso molecular más alto producía una mayor estimulación de la síntesis de nuevo AH.[26]

A principios de la década de 1990, diferentes artículos pusieron de manifiesto la importancia del receptor CD44 en el mecanismo de acción del AH. En concreto, el AH del líquido sinovial se une a los condrocitos a través del receptor CD44,[27,28] y cuando se suprime la expresión de CD44 en el cartílago bovino se observa una pérdida prácticamente completa de proteoglicanos.[29]

La misma pérdida se observa cuando se usan pequeños fragmentos de AH para bloquear la unión de este al receptor CD44.[28] Finalmente, la adhesión de AH al receptor CD44 ha demostrado mediar la proliferación de condrocitos y modular su función.[30]

2   Mecanismos nociceptivos

En la OA, los terminales nerviosos de la articulación producen descargas espontáneas y son sensibles a movimientos habitualmente no dolorosos. De hecho, el fenómeno inflamatorio que tiene lugar en determinadas fases del proceso artrósico influye en la excitabilidad de los nociceptores articulares.[31,32]

Parte de las propiedades analgésicas del AH pueden explicarse en función de este modelo. Gomis *et al.*[33] demostraron que los impulsos nerviosos evocados por la movilización de una rodilla inflamada podían ser reducidos de manera significativa mediante la administración intraarticular de hilano G-F 20. En esta misma línea argumental, Peña *et al.*[34] sugerían que el efecto analgésico de las inyecciones de AH era debido a su capacidad de reducir la sensibilidad de los canales iónicos de los terminales nerviosos nociceptivos a los diferentes estímulos mecánicos. En un intento de averiguar los mecanismos bioquímicos relacionados con el AH y la nocicepción, Aihara *et al.*[35] observaron en un modelo múrido que el AH mejoraba de manera dependiente de la dosis la deambulación en animales en los que se había inducido una OA. Los autores argumentaban que este efecto podía deberse, en parte, a la capacidad del AH de atenuar la síntesis de prostaglandinas (PGE_2) y bradicinina.[35] El AH, por otra parte, tiene un efecto sobre la sustancia P, molécula involucrada en los mecanismos de producción del dolor. En particular, el AH ha demostrado inhibir la permeabilidad vascular inducida por la sustancia P.[36]

3 Efecto del ácido hialurónico sobre la matriz extraarticular

3.1 Efecto sobre la síntesis de proteoglicanos

Diferentes estudios han demostrado que el AH inhibe la degradación y estimula la síntesis de proteoglicanos del cartílago. Existen diversos modelos que posibilitan el estudio de este fenómeno.[31] Así, el AH ha demostrado incrementar la síntesis de proteoglicanos en cartílago articular equino[37] y en condrocitos de conejo.[38] Del mismo modo, el AH inhibe el efecto deletéreo de la IL-1β sobre la síntesis de proteoglicanos en cartílago articular bovino[39] y en cartílago humano procedente de pacientes afectos de OA.[40] Por otro lado, disminuye la liberación de proteoglicanos al líquido sinovial, procedentes de cartílago de conejo[32,41] y de cartílago bovino,[42] así como de cartílago

humano.[43] En un modelo algo distinto, el AH demostró bloquear la deple-
ción de proteoglicanos producida por fragmentos de fibronectina en cartílago humano.[44] Similares resultados se han demostrado utilizando cartílago
bovino[45] y cartílago de conejo[46]

3.2 Ácido hialurónico y mediadores de la inflamación

En presencia de AH, en cartílago canino atrófico se detectó una menor síntesis de TNF-α y su receptor que en los controles no tratados.[31,47] A su vez,
el AH demostró reducir la síntesis de IL-1β en sinoviocitos de conejo en los
que se logró reproducir, bajo condiciones experimentales, una artrosis de
comienzo temprano.[16]

La fibrinólisis está estrechamente relacionada con la proteólisis pericelular
observada en la inflamación. La administración intraarticular de AH atenúa
la actividad fibrinolítica mediada por el sistema del factor activador del plas-
minógeno tipo urocinasa (u-PA) y su receptor (u-PAR).[48] De igual modo, la
administración intraarticular de AH disminuyó la actividad del factor activador del u-PA en el líquido sinovial de pacientes artrósicos que experimen-
taban una mejoría clínica.[49] Respecto a los derivados del ácido araquidóni-
co, algunos de los cuales desempeñan un importante papel en la respuesta
ínflamatoria, el AH demostró reducir la producción de PGE_2 inducida por
IL-1α de manera dependiente de la dosis; en este estudio, el AH de peso

molecular más alto mostró un mayor efecto que los preparados de menor peso molecular.[50] En líquido sinovial de rodillas de pacientes afectos de OA o artritis reumatoide, la administración de AH intraarticular reducía las concentraciones de PGE_2[51,52] y estimulaba a su vez la cantidad de monofosfato de adenosina cíclico.

4   Efectos antioxidantes del ácido hialurónico

Cuando una molécula de oxígeno acepta un electrón que proviene de un agente reductor, el producto generado es una especie reactiva de oxígeno (ROS). Los aniones superóxido, el peróxido de oxígeno y los radicales hidroxilo forman parte, entre otros, de este grupo de moléculas.

Las ROS han demostrado participar en los procesos de destrucción cartilaginosa que acompañan a enfermedades como la OA y la artritis reumatoide.

Sato *et al.*[53] demostraron que el AH y uno de sus componentes, el ácido D-glucurónico, disminuían de forma notable las ROS en dos sistemas capaces de generar estas moléculas oxidantes.[31] Fukuda *et al.*[54,55] obtuvieron los mismos resultados cuando evaluaron las ROS en cartílago bovino tratado con AH.

Mención aparte merece el óxido nítrico (NO). Esta molécula oxidante contribuye a la patogénesis de la OA y, de hecho, es conocido que los condrocitos producen importantes cantidades de NO cuando son estimulados por citocinas proinflamatorias.[56] El NO disminuye la síntesis de proteoglicanos[57] y de colágeno tipo II,[58] además de acelerar la degradación proteolítica del agrecano. Del mismo modo, el NO puede modular la producción de metaloproteinasas de la matriz (MMP).[59,60] El AH reduce las concentraciones de NO en los pacientes tratados con infiltraciones intraarticulares.[61] También se ha descrito que el AH inhibe la síntesis de NO en el menisco y en la membrana sinovial en modelos animales de OA.[61,62] Aunque inicialmente se publicaron estudios en los que no se observaba ninguna acción del AH sobre el NO en cultivos de condrocitos artrósicos,[17,63] Blanco *et al.*[64] en cultivos de condrocitos humanos, y posteriormente Kobayashi *et al.*[61] en líquido sinovial de pacientes afectos de OA, han hallado que el AH disminuye la síntesis de NO.[17,63]

5   Ácido hialurónico y apoptosis

Diversos estudios han detectado apoptosis en cartílago humano procedente de pacientes afectos de OA[64] y en modelos experimentales de OA.[65] El AH disminuye la apoptosis inducida por nitroprusiato sódico (SNP).[66] En modelos experimentales de OA, concretamente en conejos, el AH disminuyó la apoptosis y protegió a los condrocitos contra esta.[17]

6 Ácido hialurónico y metaloproteinasas

Numerosos estudios han determinado el papel de las MMP en la OA.[67,68] De hecho, algunas MMP, como MMP-1, MMP-3 y MMP-13, han constituido en los últimos años la diana terapéutica de numerosos fármacos potencialmente modificadores de esta enfermedad (DMOAD, *disease modifying osteoarthritis drug*).[69] En este sentido, el AH ha demostrado inhibir la producción de MMP-1, MMP-3 y MMP-13 en cultivos de condrocitos estimulados con IL-1β,[1] así como la expresión y la producción de MMP-1 y MMP-3 en sinoviocitos estimulados también con IL-1β.[70]

7 El ácido hialurónico como fármaco

7.1 Ensayos clínicos

Se han realizado diversos estudios para comprobar la eficacia terapéutica de los diferentes tipos de AH en el tratamiento de la OA de rodilla.[71,72] Los parámetros utilizados han sido el alivio del dolor y la función de la articulación. Los métodos utilizados para verificar dichos parámetros han sido el índice de Lequesne,[73] el cuestionario *Western Ontario McMaster Universities Index* (WOMAC),[74] la escala analógica del dolor y la opinión general del médico y del paciente. En la mayoría de ellos se obtuvo un resultado positivo para los parámetros estudiados.[71,72]

Diferentes autores han realizado revisiones sistemáticas de la literatura. Una primera revisión identificó diez estudios aleatorizados frente a placebo en los que se concluía que el tratamiento con AH intraarticular proporcionaba mejores resultados que el placebo en el alivio del dolor en pacientes afectos de OA de rodilla cuando la respuesta era avaluada en los primeros 6 meses postratamiento.[75] Una segunda revisión realizada sobre nueve estudios controlados frente a placebo mostró que la mejoría del dolor obtenida en pacientes a quienes se administraba AH intraarticular era superior al placebo; a su vez, el tratamiento con AH fue bien tolerado y el seguimiento medio fue de 48 semanas.[76] Una tercera revisión evaluó separadamente los diferentes preparados de AH.[77] El AH de peso molecular entre 500.000 y 720.000 Da se mostró más efectivo que el placebo en el alivio del dolor en ocho de nueve estudios controlados frente a placebo, en tres estudios en cuanto a la función de la articulación, y en un solo estudio, de 1 año de duración, se objetivó una disminución de la necesidad de inyecciones de esteroides. Tres estudios efectuados con AH de 6×10^6 Da obtuvieron mejores resultados que el placebo.[77]

Se han llevado a cabo estudios para comparar la eficacia terapéutica del AH y de la metilprednisolona. El análisis de los resultados evidenció que, a corto plazo, ambos tratamientos eran eficaces para controlar los síntomas de la OA. Sin embargo, en la evaluación a largo plazo, los resultados obtenidos al final del tratamiento en el grupo de AH persistían en el tiempo y en algún caso incluso mejoraban.[11-13] Grecomoro *et al.*[11] evaluaron el sinergismo terapéutico entre el AH y la dexametasona en el tratamiento intraarticular de la

OA en un estudio abierto y aleatorizado. La dexametasona demostró potenciar la eficacia del AH en un tratamiento total de 5 semanas.

Las infiltraciones de AH también se han comparado con los antiinflamatorios no esteroideos (AINE). Adams *et al.*[14] evaluaron la seguridad y la eficacia de un tratamiento de 3 semanas con AH de alto peso molecular en la OA de rodilla, y lo compararon con una terapia continuada oral con AINE en presencia o ausencia de hilano G-F 20.[14] Los resultados dieron soporte a la hipótesis de que el tratamiento con hilano G-F 20 es al menos tan efectivo y seguro como el tratamiento con AINE. Petrella *et al.*[78] también constataron que las inyecciones intraarticulares de AH de bajo peso molecular eran superiores al diclofenaco (150 mg/día) cuando los parámetros evaluados fueron el dolor y la función de la rodilla, en un estudio con un seguimiento de 3 meses.[78]

Algunos estudios han analizado la eficacia del AH a largo plazo en pacientes que recibieron ciclos repetidos de tratamiento. Kolarz *et al.*[79] realizaron un seguimiento de 12 meses a 108 pacientes afectos de AO de rodilla tratados con AH. Dos tercios de los pacientes que completaron el estudio obtuvieron una mejoría del dolor en la rodilla afecta, tanto en deambulación como en reposo, con un solo ciclo de tratamiento. De los pacientes que presentaron una recidiva del dolor después de un alivio inicial de los síntomas y completaron un segundo ciclo de tratamiento, el 46% presentaron una mejoría significativa de los parámetros estudiados cuando los resultados se analizaron a los 12 meses postratamiento.

Un estudio realizado en condiciones naturalísticas analizó la eficacia a largo plazo del fármaco.[80] Para ello, 537 pacientes recibieron al menos dos ciclos sucesivos de infiltraciones intraarticulares de AH. Hasta un 81,3% de los pacientes después del primer ciclo y un 86,7% después del segundo presentaron una mejoría significativa del dolor con la deambulación y en reposo. La cohorte de pacientes estudiada presentó una importante satisfacción con el tratamiento.

Dos metaanálisis realizados por Lo *et al.*[81] y Wang *et al.*[82] han demostrado que el tratamiento de la gonartrosis mediante infiltraciones de AH es moderadamente eficaz, que el efecto obtenido es similar al proporcionado por los AINE y superior al del paracetamol, y que globalmente la eficacia del AH en los diferentes estudios podría estar ligeramente sobreestimada debido a algunos sesgos en los estudios.[81]

Una revisión Cochrane[12] de 2006 puso de manifiesto que existen ciertas diferencias entre los distintos preparados de AH en función del método de valoración y del periodo de tiempo estudiado. Los autores concluyen que, en general, el AH puede considerarse un tratamiento eficaz y seguro para el tratamiento de la OA, especialmente si el análisis se realiza entre las 5 y las 13 semanas postinfiltración.[83] La eficacia puede mantenerse entre 4 y 12 meses dependiendo del preparado utilizado.[12]

7.2 Factores predictores de respuesta al tratamiento

En un intento de aproximación al problema, Altman y Moskowitz[6] encontraron, en el análisis de un subgrupo de un estudio con AH de bajo peso molecular, que la edad y el grado de dolor no estaban relacionados con la respuesta al fármaco. Los factores predictivos radiográficos fueron evaluados en un estudio prospectivo, indicando que la mejoría clínica tras las inyecciones de AH (dolor, rigidez y WOMAC) era significativa para aquellos pacientes que presentaban únicamente pequeñas pérdidas del espacio articular medial y lateral.[84] Conrozier *et al.*[85] destacaban en un estudio prospectivo realizado con hilano G-F 20 que los pacientes con derrame articular moderado, afectación articular de un solo compartimento y calcificación radiológica del menisco presentaban una mejor evolución.

7.3 Efecto modificador de la enfermedad (DMOAD)

Aparte de su ya establecida eficacia en el alivio de los síntomas, la administración intraarticular de AH parece tener propiedades bioquímicas más allá de la simple lubrificación y protección de la articulación.[19] La evidencia inicial de que el AH podía ser un fármaco DMOAD la proporcionaron Smith y Ghosh[26] al constatar que la síntesis de AH endógeno resultaba estimulada mediante la administración exógena de AH.

El efecto del AH como modificador de la estructura en la OA se ha sugerido en modelos animales, aunque con resultados controvertidos.[86] En humanos se han llevado a cabo un número limitado de estudios. Listrat *et al.*[20] realizaron un estudio piloto controlado y aleatorizado de 36 pacientes con AO de rodilla del compartimento medial. Los pacientes recibieron tres series de tres inyecciones de AH de bajo peso molecular a intervalos de 3 meses, y mostraron una menor progresión de la enfermedad después de 1 año de tratamiento, evaluado por artroscopia, respecto a los controles, que recibieron tratamiento convencional, pero no inyecciones de AH. El grupo que utilizó el tratamiento también mejoró su calidad de vida y redujo el consumo de AINE.

Un grupo de 408 pacientes participaron en un estudio aleatorizado y recibieron tres ciclos de tres inyecciones de AH de bajo peso molecular o placebo, y fueron evaluados radiográficamente después de 1 año. El análisis no mostró ninguna diferencia en el espacio articular medial entre los dos grupos considerando la población total del estudio, pero entre los pacientes con enfermedad menos grave (espacio articular mayor o igual a 4,6 mm) el subgrupo tratado con AH mostró un estrechamiento menos significativo.[21]

7.4 Perfil de seguridad

Se han realizado numerosos ensayos clínicos para evaluar el perfil de seguridad del AH de bajo y alto peso molecular.[87] En general, los efectos secundarios derivados de su uso, descritos en la literatura, son poco frecuentes y casi siempre transitorios.[87] El efecto adverso más frecuente es la reacción inflamatoria local en el lugar de la punción[6]. También se han descrito dolor[6] y tumefacción transitoria de la rodilla,[6] así como artritis postinfiltración en pacientes previamente afectos de gota[88] o condrocalcinosis.[89] Finalmente, tanto con el AH de bajo como el de alto peso molecular se han comunicado un escaso número de reacciones alérgicas cutáneas y reacciones anafilácticas.[87]

8 Conclusión

El AH actúa como SYSADOA *(symptomatic slow action drugs for osteoarthritis)*. El inicio del alivio de los síntomas puede cifrarse en 2 a 5 semanas postinfiltración. Su duración de acción es de entre 4 y 12 meses,[2] y se halla indicado en pacientes afectos de OA de rodilla en quienes los AINE se han mostrado inefectivos o están contraindicados.[71,72] Existen pocos estudios diseñados para demostrar sus propiedades como DMOAD. Las limitaciones en la técnica radiográfica utilizada,[90,91] así como la escasa relevancia clínica de los datos obtenidos, no permiten hasta la fecha defender su capacidad de modificar la estructura.[92]

El AH posee una amplia variedad de mecanismos de acción, que van desde su interacción con los mecanismos nociceptivos del dolor hasta su capacidad para modular tanto la homeostasis de la matriz extracelular como el proceso de muerte celular por apoptosis.[31,64]

El perfil de seguridad de los diferentes preparados de AH es bueno.

Actualmente existen diversidad de ácidos hialurónicos con distinto desarrollo clínico, principio activo, dosis, concentración, etc. En general, el uso de ácido hialurónico intraarticular ha demostrado un buen perfil de seguridad y su uso debe considerarse en pacientes con artrosis.

Bibliografía

1. Du Souich P. Absorption, distribution and mechanism of action of SYSA-DOAS. Pharmacol Ther. 2014; 142: 362-74.
2. Gossec L, Dougados M. Intra-articular treatments in osteoarthritis: from the symptomatic to the structure modifying. Ann Rheum Dis. 2004; 63: 478-82.
3. Dahl LB, Dahl IMS, Engstrom A, Granath K. Concentration and molecular weight of sodium hyaluronate in synovial fluid from patients with rheumatoid arthritis and other arthropathies. Ann Rheum Dis. 1985; 44: 817-22.
4. Peyron JG, Balazs EA. Preliminary clinical assessment of Na-hyaluronate injection into human arthritis joints. Pathol Biol. 1974; 22: 731-6.
5. Balazs EA, Delinger JL. Viscosupplementation: a new concept in the treatment of osteoarthritis. J Rheum Suppl. 1993; 39: 3-9.
6. Altman RD, Moskowitz R. Intraarticular sodium hyaluronate (Hyalgan) in the treatment of patients with osteoarthritis of the knee: a randomized clinical trial. Hyalgan Study Group. J Rheumatol. 1998; 25: 2203-12.

7. Jüni P, Reichenbach S, Trelle S, Tschannen B, Wandel S, Jordi B, *et al.;* Swiss Viscosupplementation Trial Group. Efficacy and safety of intraarticular hylan or hyaluronic acids for osteoarthritis of the knee: a randomized controlled trial. Arthritis Rheum. 2007; 56: 3610-9.

8. Chevalier X, Jerosch J, Goupille P, van Dijk N, Luyten FP, Scott DL, *et al.* Single, intra-articular treatment with 6 ml hylan G-F 20 in patients with symptomatic primary osteoarthritis of the knee: a randomised, multicentre, double-blind, placebo controlled trial. Ann Rheum Dis. 2010; 69: 113-9.

9. Petrella RJ, Petrella M. A prospective, randomized, double-blind, placebo controlled study to evaluate the efficacy of intraarticular hyaluronic acid for osteoarthritis of the knee. J Rheumatol. 2006; 33: 951-6.

10. Lundsgaard C, Dufour N, Fallentin E, Winkel P, Gluud C. Intra-articular sodium hyaluronate 2 mL versus physiological saline 20 mL versus physiological saline 2 mL for painful knee osteoarthritis: a randomized clinical trial. Scand J Rheumatol. 2008; 37: 142-50.

11. Grecomoro G, Piccione F, Letizia G. Therapeutic synergism between hyaluronic acid and dexamethasone in the intra-articular treatment of osteoarthritis of the knee: a preliminary open study. Curr Med Res Opin. 1992; 13: 49-55.

12. Caborn D, Rush J, Lanzer W, Parenti D, Murray C; Synvisc 901 Study Group. A randomized, single-blind comparison of the efficacy and tolerability of hylan G-F 20 and triamcinolone hexacetonide in patients with osteoarthritis of the knee. J Rheumatol. 2004; 31: 333-43.

13. Leopold SS, Redd BB, Warme WJ, Wehrle PA, Pettis PD, Shott S. Corticosteroid compared with hyaluronic acid injections for the treatment of osteoarthritis of the knee. A prospective, randomized trial. J Bone Joint Surg Am. 2003; 85-A: 1197-203.

14. Adams ME, Atkinson MH, Lussier AJ, Schulz JI, Siminovitch KA, Wade JP, *et al.* The role of viscosupplementation with hylan G-F 20 (Synvisc) in the treatment of osteoarthritis of the knee: a Canadian multicenter trial comparing hylan G-F 20 alone, hylan G-F 20 with non-steroidal anti-inflammatory drugs (NSAIDs) and NSAIDs alone. Osteoarthritis Cartilage. 1995; 3: 213-25.

15. Ishijima M, Nakamura T, Shimizu K, Hayashi K, Kikuchi H, Soen S, *et al.;* Research Group of Cartilage Metabolism. Intra-articular hyaluronic acid injection versus oral non-steroidal anti-inflammatory drug for the treatment of knee osteoarthritis: a multi-center, random-

ized, open-label, non-inferiority trial. Arthritis Res Ther. 2014; 16: R18.

16. Takahashi K, Goomer RS, Harwood F, Kubo T, Hirasawa Y, Amiel D. The effects of hyaluronan on matrix metalloproteinase-3 (MMP-3), interleukin-1beta (IL-1beta), and tissue inhibitor of metalloproteinase-1 (TIMP-1) gene expression during the development of osteoarthritis. Osteoarthritis Cartilage. 1999; 7: 182-90.

17. Takahashi K, Hashimoto S, Kubo T, Hirasawa Y, Lotz M, Amiel D. Effect of hyaluronan on chondrocyte apoptosis and nitric oxide production in experimentally induced osteoarthritis. J Rheumatol. 2000; 27: 1713-20.

18. Hulmes DJ, Marsden ME, Strachan RK, Harvey RE, McInnes N, Gardner DL. Intra-articular hyaluronate in experimental rabbit osteoarthritis can prevent changes in cartilage proteoglycan content. Osteoarthritis Cartilage. 2004; 12: 232-8.

19. Goldberg VM, Buckwalter JA. Hyaluronans in the treatment of osteoarthritis of the knee: evidence for disease-modifying activity. Osteoarthritis Cartilage. 2005; 13: 216-24.

20. Listrat V, Ayral X, Patarnello F, Bonvarlet JP, Simonnet J, Amor B, *et al*. Arthroscopic evaluation of potential structure modifying activity of hyaluronan (Hyalgan) in osteoarthritis of the knee. Osteoarthritis Cartilage. 1997; 5: 153-60.

21. Jubb RW, Piva S, Beinat L, Dacre J, Gishen P. A one-year, randomised, placebo (saline) controlled clinical trial of 500-730 kDa sodium hyaluronate (Hyalgan) on the radiological change in osteoarthritis of the knee. Int J Clin Pract. 2003; 57: 467-74.

22. Amiel D, Toyoguchi T, Kobayashi K, Bowden K, Amiel ME, Healey RM. Long-term effect of sodium hyaluronate (Hyalgan) on osteoarthritis progression in a rabbit model. Osteoarthritis Cartilage. 2003; 11: 636-43.

23. Balazs E. The physical properties of synovial fluid and the specific role of hyaluronic acid. En: Helfet AJ, editor. Disorders of the knee. Philadelphia: JB Lippincott; 1982. p. 61-74.

24. Belcher C, Yaqub R, Fawthrop F, Bayliss M, Doherty M. Synovial fluid chondroitin and keratan sulphate epitopes, glycosaminoglycans, and hyaluronan in arthritic and normal knees. Ann Rheum Dis. 1997; 56: 299-307.

25. Tanimoto K, Ohno S, Fujimoto K, Honda K, Ijuin C, Tanaka N, et al. Proinflammatory cytokines regulate the gene expression of hyaluronic acid synthetase in cultured rabbit synovial membrane cells. Connect Tissue Res. 2001; 42: 187-95.

26. Smith MM, Ghosh P. The synthesis of hyaluronic acid by human synovial fi-

broblasts is influenced by the nature of the hyaluronate in the extracellular environment. Rheumatol Int. 1987; 7: 113-22.

27. Salter DM, Godolphin JL, Gourlay MS, Lawson MF, Hughes DE, Dunne E. Analysis of human articular chondrocyte CD44 isoform expression and function in health and disease. J Pathol. 1996; 179: 396-402.

28. Knudson W, Loeser RF. CD44 and integrin matrix receptors participate in cartilage homeostasis. Cell Mol Life Sci. 2002; 59: 36-44.

29. Chow G, Nietfeld JJ, Knudson CB, Knudson W. Antisense inhibition of chondrocyte CD44 expression leading to cartilage chondrolysis. Arthritis Rheum. 1998; 41: 1411-9.

30. Ishida O, Tanaka Y, Morimoto I, Takigawa M, Eto S. Chondrocytes are regulated by cellular adhesion through CD44 and hyaluronic acid pathway. J Bone Miner Res.1997; 12: 1657-63.

31. Moreland LW. Intra-articular hyaluronan (hyaluronic acid) and hylans for the treatment of osteoarthritis: mechanisms of action. Arthritis Res Ther. 2003; 5: 54-67.

32. Pozo MA, Balazs EA, Belmonte C. Reduction of sensory responses to passive movements of inflamed knee joints by hylan, a hyaluronan derivative. Exp Brain Res. 1997; 116: 3-9.

33. Gomis A, Pawlak M, Balazs EA, Schmidt RF, Belmonte C. Effects of different molecular weight elastoviscous hyaluronan solutions on articular nociceptive afferents. Arthritis Rheum. 2004; 50: 314-26.

34. Peña Ede L, Sala S, Rovira JC, Schmidt RF, Belmonte C. Elastoviscous substances with analgesic effects on joint pain reduce stretch-activated ion channel activity in vitro. Pain. 2002; 99: 501-8.

35. Aihara S, Murakami N, Ishii R, Kariya K, Azuma Y, Hamada K, *et al.* [Effects of sodium hyaluronate on the nociceptive response of rats with experimentally induced arthritis]. Nihon Yakurigaku Zasshi. 1992; 100: 359-65.

36. Moore AR, Willoughby DA. Hyaluronan as a drug delivery system for diclofenac: a hypothesis for mode of action. Int J Tissue React. 1995; 17: 153-6.

37. Frean SP, Abraham LA, Lees P. In vitro stimulation of equine articular cartilage proteoglycan synthesis by hyaluronan and carprofen. Res Vet Sci. 1999; 67: 183-90.

38. Kikuchi T, Yamada H, Shimmei M. Effect of high molecular weight hyaluronan on cartilage degeneration in a rabbit model of osteoarthritis. Osteoarthritis Cartilage. 1996; 4: 99-110.

39. Fukuda K, Dan H, Takayama M, Kumano F, Saitoh M, Tanaka S. Hyaluronic acid increases proteoglycan synthesis in bovine articular cartilage in the pres-

ence of interleukin-1. J Pharmacol Exp Ther. 1996; 277: 1672-5.

40. Stöve J, Gerlach C, Huch K, Günther KP, Puhl W, Scharf HP. Effects of hyaluronan on proteoglycan content of osteoarthritic chondrocytes in vitro. J Orthop Res. 2002; 20: 551-5.

41. Shimazu A, Jikko A, Iwamoto M, Koike T, Yan W, Okada Y, *et al*. Effects of hyaluronic acid on the release of proteoglycan from the cell matrix in rabbit chondrocyte cultures in the presence and absence of cytokines. Arthritis Rheum. 1993; 36: 247-53.

42. Morris EA, Wilcon S, Treadwell BV. Inhibition of interleukin 1-mediated proteoglycan degradation in bovine articular cartilage explants by addition of sodium hyaluronate. Am J Vet Res. 1992; 53: 1977-82.

43. Larsen NE, Lombard KM, Parent EG, Balazs EA. Effect of hylan on cartilage and chondrocyte cultures. J Orthop Res. 1992; 10: 23-32.

44. Kang Y, Eger W, Koepp H, Williams JM, Kuettner KE, Homandberg GA. Hyaluronan suppresses fibronectin fragment-mediated damage to human cartilage explants cultures by enhancing proteoglycan synthesis. J Orthop Res. 1999; 17: 858-69.

45. Homandberg GA, Hui F, Wen C, Kuettner KE, Williams JM. Hyaluronic acid suppresses fibronectin fragment mediated cartilage chondrolysis: I. In vitro. Osteoarthritis Cartilage. 1997; 5: 309-19.

46. Williams JM, Plaza V, Hui F, Wen C, Kuettner KE, Homandberg GA. Hyaluronic acid suppresses fibronectin fragment mediated cartilage chondrolysis: II. In vivo. Osteoarthritis Cartilage. 1997; 5: 235-40.

47. Comer JS, Kincaid SA, Baird AN, Kammermann JR, Hanson RR Jr, Ogawa Y. Immunolocalization of stromelysin, tumor necrosis factor (TNF) alpha, and TNF receptors in atrophied canine articular cartilage treated with hyaluronic acid and transforming growth factor beta. Am J Vet Res. 1996; 57: 1488-96.

48. Nonaka T, Kikuchi H, Ikeda T, Okamoto Y, Hamanishi C, Tanaka S. Hyaluronic acid inhibits the expression of u-PA, PAI-1, and u-PAR in human synovial fibroblasts of osteoarthritis and rheumatoid arthritis. J Rheumatol. 2000; 27: 997-1004.

49. Nonaka T, Kikuchi H, Shimada W, Itagene H, Ikeda T, Haminishi C. Effects of hyaluronic acid on fibrinolytic factors in the synovial fluid (in vivo). Pathophysiology. 1999; 6: 41-4.

50. Yasui T, Akatsuka M, Tobetto K, Hayaishi M, Ando T. The effect of hyaluronan on interleukin-1 alpha-induced prostaglandin E2 production in human osteoarthritic synovial cells. Agents Actions. 1992; 37: 155-6.

51. Goto M, Hanyu T, Yoshio T, Matsuno H, Shimizu M, Murata N, *et al*. Intra-articular injection of hyaluronate (SI-6601D) improves joint pain and synovial fluid prostaglandin E2 levels in rheumatoid arthritis: a multicenter clinical trial. Clin Exp Rheumatol. 2001; 19: 377-83.

52. Punzi L, Schiavon F, Cavasin F, Ramonda R, Gambari PF, Todesco S. The influence of intra-articular hyaluronic acid on PGE2 and cAMP of synovial fluid. Clin Exp Rheumatol. 1989; 7: 247-50.

53. Sato H, Takahashi T, Ide H, Fukushima T, Tabata M, Sekine F, *et al*. Antioxidant activity of synovial fluid, hyaluronic acid, and two subcomponents of hyaluronic acid. Synovial fluid scavenging effect is enhanced in rheumatoid arthritis patients. Arthritis Rheum. 1988; 31: 63-71.

54. Fukuda K, Oh M, Asada S, Hara F, Matsukawa M, Otani K, *et al*. Sodium hyaluronate inhibits interleukin-1-evoked reactive oxygen species of bovine articular chondrocytes. Osteoarthritis Cartilage. 2001; 9: 390-2.

55. Fukuda K, Takayama M, Ueno M, Oh M, Asada S, Kumano F, *et al*. Hyaluronic acid inhibits interleukin-1-induced superoxide anion in bovine chondrocytes. Inflamm Res. 1997; 46: 114-7.

56. Stadler J, Stefanovic-Racic M, Billiar TR, Curran RD, McIntyre LA, Georgescu HI, *et al*. Articular chondrocytes synthesize nitric oxide in response to cytokines and lipopolysaccharide. J Immunol. 1991; 147: 3915-20.

57. Taskiran D, Stefanovic-Racic M, Georgescu H, Evans C. Nitric oxide mediates suppression of cartilage proteoglycan synthesis by interleukin-1. Biochem Biophys Res Commun. 1994; 200: 142-8.

58. Cao M, Westerhausen-Larson A, Niyibizi C, Kavalkovich K, Georgescu HI, Rizzo CF, *et al*. Nitric oxide inhibits the synthesis of type-II collagen without altering Col2A1 mRNA abundance: prolyl hydroxylase as a possible target. Biochem J. 1997; 324(Pt 1): 305-10.

59. Murrell GA, Jang D, Williams RJ. Nitric oxide activates metalloprotease enzymes in articular cartilage. Biochem Biophys Res Commun. 1995; 206: 15-21.

60. Sasaki K, Hattori T, Fujisawa T, Takahashi K, Inoue H, Takigawa M. Nitric oxide mediates interleukin-1-induced gene expression of matrix metalloproteinases and basic fibroblast growth factor in cultured rabbit articular chondrocytes. J Biochem. 1998; 123: 431-9.

61. Kobayashi K, Mishima H, Harwood F, Hashimoto S, Toyoguchi T, Goomer R, *et al*. The suppressive effect of hyaluronan on nitric oxide production and cell apoptosis in the central region of

meniscus following partial meniscectomy. Iowa Orthop J. 2002; 22: 39-41.

62. Takahashi K, Hashimoto S, Kubo T, Hirasawa Y, Lotz M, Amiel D. Hyaluronan suppressed nitric oxide production in the meniscus and synovium of rabbit osteoarthritis model. J Orthop Res. 2001; 19: 500-3.

63. Tung JT, Venta PJ, Caron JP. Inducible nitric oxide expression in equine articular chondrocytes: effects of antiinflammatory compounds. Osteoarthritis Cartilage. 2002; 10: 5-12.

64. Blanco FJ, Guitian R, Vázquez-Martul E, de Toro FJ, Galdo F. Osteoarthritis chondrocytes die by apoptosis. A possible pathway for osteoarthritis pathology. Arthritis Rheum. 1998; 41: 284-9.

65. Hashimoto S, Takahashi K, Amiel D, Coutts RD, Lotz M. Chondrocyte apoptosis and nitric oxide production during experimentally induced osteoarthritis. Arthritis Rheum. 1998; 41: 1266-74.

66. Maneiro E, de Andres MC, Fernández-Sueiro JL, Galdo F, Blanco FJ. The biological action of hyaluronan on human osteoartritic articular chondrocytes: the importance of molecular weight. Clin Exp Rheumatol. 2004; 22: 307-12.

67. Pelletier JP, Martel-Pelletier J, Howell DS. Ethiopathogenesis of osteoarthritis. En: Koopman WJ, editor. Arthritis and allied conditions. A textbook of rheumatology. Baltimore: Williams & Wilkins; 2001. p. 2195-245.

68. Martel-Pelletier J, Di Batista JA, Lajeunesse D. Biochemical factors in joint articular tissue degradation in osteoarthritis. En: Reginster JY, Pelletier JP, Martel-Pelletier J, Henrotin Y, editores. Osteoarthritis: clinical and experimental aspects. Berlin: Springer-Verlag; 1999. p. 156-87.

69. Pelletier JP. Rationale for the use of structure-modifying drugs and agents in the treatment of osteoarthritis. Osteoarthritis Cartilage. 2004; 12(Suppl A): S63-8.

70. Sasaki A, Sasaki K, Konttinen YT, Santavirta S, Takahara M, Takei H, *et al*. Hyaluronate inhibits the interleukin-1 beta-induced expression of matrix metalloproteinase (MMP)-1 and MMP-3 in human synovial cells. Tohoku J Exp Med. 2004; 204: 99-107.

71. Jordan KM, Arden NK, Doherty M, Bannwarth B, Bijlsma JW, Dieppe P, *et al*. EULAR recommendations 2003: an evidence based approach to the management of knee osteoarthritis: Report of a Task Force of the Standing Committee for International Clinical Studies Including Therapeutic Trials (ESCISIT). Ann Rheum Dis. 2003; 62: 1145-55.

72. Altman RD, Hochberg MC, Moskowitz RW, Schnitzer TJ. Recommendations for the medical management of os-

teoarthritis of the hip and knee: 2000 update. American College of Rheumatology Subcommittee on Osteoarthritis Guidelines. Arthritis Rheum. 2000; 43: 1905-15.

73. Lequesne MG, Mery C, Samson M, Gerard P. Indexes of severity for osteoarthritis of the hip and knee. Validation-value in comparison with other assessment tests. Scand J Rheumatol Suppl. 1987; 65: 85-9.

74. Bellamy N, Buchanan WW, Goldsmith CH, Campbell J, Stitt LW. Validation study of WOMAC: a health status instrument for measuring clinically important patient relevant outcomes to antirheumatic drug therapy in patients with osteoarthritis of the hip or knee. J Rheumatol. 1988; 15: 1833-40.

75. Kirwan JR, Rankin E. Intra-articular therapy in osteoarthritis. Baillieres Clin Rheumatol. 1997; 11: 769-94.

76. Towheed TE, Hochberg MC. A systematic review of randomized, controlled trials of pharmacological therapy in osteoarthritis of the knee, with emphasis on trial methodology. Semin Arthritis Rheum. 1997; 26: 755-70.

77. Ayral X. Injections in the treatment of osteoarthritis. Best Pract Res Clin Rheumatol. 2001; 15: 609-26.

78. Petrella RJ, DiSilvestro MD, Hildebrand C. Effects of hyaluronate sodium on pain and physical functioning in osteoarthritis of the knee: a randomized, double-blind, placebo-controlled clinical trial. Arch Intern Med. 2002; 162: 292-8.

79. Kolarz G, Kotz R, Hochmayer I. Long-term benefits and repeated treatment cycles of intra-articular sodium hyaluronate (hyalgan) in patients with osteoarthritis of the knee. Semin Arthritis Rheum. 2003; 32: 310-9.

80. Petrella RJ. Hyaluronic acid for the treatment of knee osteoarthritis: long-term outcomes from a naturalistic primary care experience. Am J Phys Med Rehabil. 2005; 84: 278-83.

81. Lo GH, LaValley M, McAlindon T, Felson DT. Intra-articular hyaluronic acid in the treatment of knee osteoarthritis: a meta-analysis JAMA. 2003; 290: 3115-21.

82. Wang CT, Lin J, Chang CJ, Lin YT, Hou SM. Therapeutic effects of hyaluronic acid on osteoarthritis of the knee. A meta-analysis of randomized controlled trials. J Bone Joint Surg Am. 2004; 86-A: 538-45.

83. Bellamy N, Campbell J, Robinson V, Gee T, Bourne R, Wells G. Viscosupplementation for the treatment of the knee. Cochrane Database Syst Rev. 2006; (2): CD005321.

84. Toh EM, Prasad PS, Teanby D. Correlating the efficacy of knee viscosupplementation with osteoarthritic changes on roentgenological examination. Knee. 2002; 9: 321-30.

85. Conrozier T, Mathieu P, Schott AM, Laurent I, Hajri T, Crozes P, *et al.* Factors predicting long-term efficacy of Hylan G-F 20 viscosupplementation in knee osteoarthritis. Joint Bone Spine. 2003; 70: 128-33.

86. Brandt KD, Smith GN Jr, Simon LS. Intraarticular injection of hyaluronan as treatment for knee osteoarthritis: what is the evidence? Arthritis Rheum. 2000; 43: 1192-203.

87. Hamburger MI, Lakhanpal S, Mooar PA, Oster D. Intra-articular hyaluronans: a review of product-specific safety profiles. Semin Arthritis Rheum. 2003; 32: 296-309.

88. Yacyshyn EA, Matteson EL. Gout after intraarticular injection of hylan G-F 20 (Synvisc). J Rheumatol. 1999; 26: 2717.

89. Disla E, Infante R, Fahmy A, Karten I, Cuppari GG. Recurrent acute calcium pyrophosphate dihydrate arthritis following intraarticular hyaluronate injection. Arthritis Rheum. 1999; 42: 1302-3.

90. Bennett LD, Buckland-Wright JC. Meniscal and articular cartilage changes in knee osteoarthritis: a cross-sectional double-contrast macroradiographic study. Rheumatology. 2002; 41: 917-23.

91. Adams JG, McAlindon T, Dimasi M, Carey J, Eustace S. Contribution of meniscal extrusion and cartilage loss to joint space narrowing in osteoarthritis. Clin Radiol. 1999; 54: 502-6.

92. Richette P, Bardin T. Structure-modifying agents for osteoarthritis: an update. Joint Bone Spine. 2004; 71: 18-23.

9 788416 171118